OSTEOPATHIC AND CHIROPRACTIC TECHNIQUES FOR MANUAL THERAPISTS

整脊与整骨
治疗技术图解

编　著　〔英〕Jimmy Michael
　　　　〔英〕Giles Gyer
　　　　〔英〕Ricky Davis

主　译　英振昊　刘伟

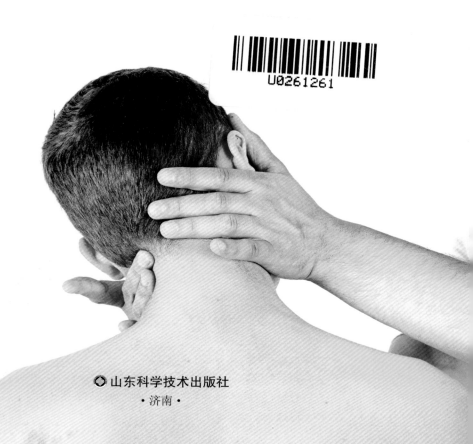

山东科学技术出版社
·济南·

First published in the UK in 2017 by Jessica Kingsley Publishers Ltd
73 Collier Street, London, NI 9BE, UK
www.jkp.com
All rights reserved
Printed in China
Simplified Chinese translation edition@ 2020 by Shandong
Science and Technology Press Co., Ltd.
版权登记号：图字 15-2018-154

图书在版编目（CIP）数据

整脊与整骨治疗技术图解 /（英）吉米·迈克尔
（Jimmy Michael）等著；英振昊，刘伟主译 . -- 济南：
山东科学技术出版社，2020.10（2023.7 重印）
ISBN 978-7-5723-0218-3

Ⅰ . ①整… Ⅱ . ①吉… ②英… ③刘…
Ⅲ . ①脊柱病 - 按摩 - 图解 ②正骨手法 - 图解
Ⅳ . ① R454.4-64 ② R274.2-64

中国版本图书馆 CIP 数据核字 (2020) 第 015192 号

整脊与整骨治疗技术图解

ZHENGJI YU ZHENGGU ZHILIAO JISHU TUJIE

责任编辑：李志坚
装帧设计：李晨溪

主管单位：山东出版传媒股份有限公司
出 版 者：山东科学技术出版社
　　　　　　地址：济南市市中区舜耕路 517 号
　　　　　　邮编：250003　电话：（0531）82098088
　　　　　　网址：www.lkj.com.cn
　　　　　　电子邮件：sdkj@sdcbcm.com
发 行 者：山东科学技术出版社
　　　　　　地址：济南市市中区舜耕路 517 号
　　　　　　邮编：250003　电话：（0531）82098067
印 刷 者：济南新先锋彩印有限公司
　　　　　　地址：济南市工业北路 188-6 号
　　　　　　邮编：250101　电话：（0531）88615699

规格：16 开（170mm×240mm）
印张：14.75　字数：238 千
版次：2020 年 10 月第 1 版　印次：2023 年 7 月第 3 次印刷
定价：138.00 元

著　者　〔英〕Jimmy Michael

　　　　〔英〕Giles Gyer

　　　　〔英〕Ricky Davis

主　译　英振昊　刘　伟

副主译　马丽虹　于少泓　张国丽

译　者　单垚焜　马东梅　崔　滢　申　彤　邱振刚

对于所有想提升手法治疗技术水平的本科阶段及研究生阶段的物理治疗师、整骨治疗师、推拿治疗师而言，这本书非常值得阅读。我曾参加过作者所开办的推拿按摩与整脊手法操作课程，而本书则用简洁明了的文字和生动形象的插图为读者呈现了课程中所讲授的手法操作技术，同时配以指导性的理论知识，确保这些手法在临床应用中的安全性和有效性，是对课程教学内容的完美补充。我将在今后的临床工作中继续应用本书中所教授的知识。

Joe Lewis，理学学士，物理治疗协会成员，

健康与保健专业委员会（MCSP，HCPC），英超物理治疗师

如果你是一位治疗师，并且想要改进自己的手法治疗技术，那么你就不应该错过这本对你大有助益的书。

Cody Phillips，美国肌肉骨骼研究所社交网络协会主任

（这本书是）我们迫切需要的……（它）向所有手法治疗从业者提供了大量有用的知识和实操技巧。

Ulrik Sandstrom，BSc（理学学士），DC，ICCSD，FRCC，FBCA，FEAC，

精英体育脊椎指压治疗者、皇家脊椎按摩师学院研究员

前 言

手法操作与推拿和整脊疗法素有渊源，自 20 世纪大量徒手操作技术应用于临床以来，随着不断发展，手法操作与推拿整脊这两个专业之间的共同点越来越多。本书是现代徒手治疗师急需的一本纲领性书籍。通常情况下，治疗师选用何种手法操作技术是由患者对功能改善的需求所决定的，这就像在放满了各种器械的工具箱中选择一件称手的工具一样，要根据每位患者的具体病情制订合理的手法操作方案，而非"信手拈来"。因此，每位治疗师都应该不断学习，而那些经验丰富的治疗师则会从相关专业中获取更多有用的知识。

我很高兴能够在这本书中看到脊椎和四肢手法操作技术的全面应用，这对正在学习这门技术的学生们大有帮助，并能为有经验的临床医生提供新的技术和思路。这本书不仅介绍了手法操作技术的应用方法，还对手法操作的神经生理学基础、安全注意、禁忌证以及解剖和功能方面的问题展开了彻底且完善的文献回顾，如筋膜和椎间盘的病理学研究。每章结尾处的参考文献，是供读者进一步进行信息检索的宝贵资源，也从侧面展示了作者在撰写本书的过程中参阅的文献量。

我从事精英运动项目已有 25 年之久，参加了两届奥运会，有幸见过许多活跃于业内的世界顶级整脊治疗师、整骨治疗师和物理治疗师。我越来越清楚地认识到，我们应学习并分享最好的治疗技术。治疗师会调整手法操作技术以适应患者的生理状况，但常常仅有自己最拿手的几种手法可供选择。这本书将为手法操作治疗技术带来了许多新的且十分实用的补充，我坚信它将激励读者进一步拓展自身的技能，必定会使现有的和未来的患者受益。我为这些有着远见卓识并努力工作的作者们送上祝贺，是他们为广大手法治疗的从业者提供了大量的知识和实用的技能。

Ulrik Sandstrom，BSc，DC，ICCSD，FRCC，FBCA，FEAC

精英体育按摩师，

国际讲师，

英国整脊协会、皇家整脊医学院和欧洲整脊学会会员

免责声明

在法律范围内，本书作者与出版商均无须对因本书包含的技术所造成的人员损伤或财产损失承担任何责任。

随着研究的发展和经验的积累，我们的知识面在不断扩展，因此该专业在实践上亦可能发生改变。医师和研究人员应依靠自己的专业知识和书中所包含的信息来进行评估，不仅应该注意自身的安全，也应考虑到患者的安全。

出于对任何一项技术的尊重，建议读者查阅关于操作过程、剂量、方法和治疗持续时间以及禁忌证的最新资料。医师有责任为患者提供适当的治疗方式，同时考虑到所有必要的安全防范措施。

几十年来，多种治疗方法已经彼此融合，虽然各种技术名称不同，操作原理各异，但实际上我们都在某种程度上使用类似的技术。整脊治疗是在世界范围内广泛用于治疗肌肉骨骼疼痛和功能障碍的有效手段。本书仅从专业角度展示几十种有效的手法操作技术，读者应该经过相关培训并获得手法操作治疗资格后再开展手法操作。

致　谢

特别感谢下列来自世界各地的临床医生，他们对本书的帮助和贡献是无价的。

章节贡献：

来自美国的 Dr James Inklebarger，MD，MLCOM，MFSEM，Dip.SM，GB & I DMSmed

技术贡献：

来自新加坡的 Mr Dave Farrelly，BSc（Hons）Osteopathy

来自澳大利亚的 Dr Alison Lewis，BSc（Hons）Osteopathy

来自英国的 Mr Andrew Johnson，MOst Osteopathy

来自爱尔兰的 Dr Steffi Warnock，DC MChiro，Master of Chiropractic

来自英国的 Dr Robert Beaven，DC MChiro，Master of Chiropractic

来自英国的 Dr David Elliott，DC MChiro，Master of Chiropractic

来自英国的 Dr Iain Crombie，DC MChiro，Master of Chiropractic

来自以色列的 Mr Eyal Cohen，Sports Therapist

特别感谢：

Mr Ethan Gyer，英国

Miss Emilia Michael，英国

Miss Esmée Gyer，英国

Miss Gabriella Michael，英国

引 言

　　作为徒手治疗的重要组成部分，整脊技术在临床已广泛应用，几乎拥有与徒手治疗一样悠久的历史。在编写本书时，我们将知识与技能相结合，以全面改善患者的疼痛或功能障碍为目的，帮助读者获得安全有效的治疗技术。这是一本由整骨治疗师和整脊治疗师共同撰写的技术指导，旨在为接受脊椎手法操作培训的手法治疗师提供帮助。本书并不代表这些专业人士所接受的最高等级培训，但是有助于读者深入了解临床实践中最有效的技术。

　　整骨和整脊治疗是目前最为流行的两种徒手治疗手段。这两个医疗体系拥有共同的起源，于 19 世纪晚期出现了一个非常相似的疾病理论。它们有许多惊人的相似之处，并在若干常规观点上保持高度一致（Pettman，2007），甚至采用相似的技术来治疗相似的疾病。然而基于行业先驱者们早期的观点，目前整骨和整脊疗法已经逐渐发展成了两个相互独立并在一定程度上具备多样性和复杂性（Klein，1998）的学科。在这一部分中，我们集中讨论整骨和整脊疗法的基本原理、相似点和不同点，以及其治疗范围。

整骨疗法（Osteopathy）

　　整骨疗法，也被称为整骨医学，是治疗师通过手法操作来处理患者结构和功能的异常，帮助其自愈并促进自我调节机制的恢复的一种方法。该疗法通过伸展、按摩和移动患者的骨骼、肌肉、关节来产生疗效。简而言之，它是一种以患者为中心的，需要治疗师亲自动手完成的医疗保健方法。整骨疗法需要治疗师徒手完成各种肌肉骨骼系统疾病的诊断和治疗，诊疗范围包括腰背痛、颈肩痛、关节炎、骨关节炎、姿势性劳损、坐骨神经痛和运动损伤等。该疗法还被用于治疗骨关节以外的功能性问题，如头痛、偏头痛、中耳炎、呼吸障碍、月经不调和消化不良（Line 和 Embase，2010）。

● 起源

　　美国前陆军医师——Andrew Taylor Still 医生，在 19 世纪中叶首次提出了整骨疗法的原理。他早年曾致力于传统医学实践，然而在一系列悲惨的事件带走了他的挚爱后，他丧失了对传统医疗实践的信心（Pettman，2007）。他无法用自己所学的知识来拯救他的妻儿，因此十分愧疚和恼怒，并开始严肃地思考主流治疗手段（如催泻、放血和直肠营养法）的有效性问题（Baer，1987；Tan 和 Zia，2007）。

在不懈的研究和学习之下，Still 医生得出结论——多数疾病是由肌肉骨骼系统，特别是脊椎及其相关肌肉组织的受损或劳损引起的。因此，他提出一个设想，即传统的整骨手法可以通过恢复肌肉骨骼系统结构的正常功能来治愈疾病（Still，1908；Ward，2015）。这一理论最终促使他于 1874 年创建了一种全新的医学——整骨医学（Pettman，2007）。

然而大众并不接受整骨技术可以治疗疾病的观点，这使得 Still 医生遇到了许多阻力，甚至为此失去了在堪萨斯州鲍德温市贝克大学发表自己观点的机会。随后，他移居密苏里州的柯克斯维尔，并于 1892 年建立了第一所独立的整骨学校，并将其命名为美国整骨学校（Tan 和 Zia，2007）。

这所学校设立后不久，许多整骨学者，包括经过或尚未经过美国骨病协会（AOA）认证的毕业生，纷纷前往英国的大城市生活并从事整骨事业。在他们的努力下，英国骨病协会作为 AOA 的分支于 1903 年建立。英国第一所整骨学校——英国整骨学校（BSO），由 Still 医生的学生 John Martin Littlejohn 于 1917 年创建，同时他也是美国整骨学校的讲师（Miller，1998；Pettman，2007）。

• **治疗原理与治疗原则**

整骨医学从整体观点来认识人体，强调良好医患关系的重要性。它认识到人体的结构与生理功能在各个层面上均是相互关联的（Paulus，2013）。Kuchera 和 Kuchera（1994）提出了整骨疗法从业人员在为患者提供治疗时应遵循的原则：

· 人体是一个人体各部分相互关联的整体，每个人均是一个由躯体、思想和精神构成的完整单位。

· 人体具有自我调节机制，能够自我康复并维持健康状态。

· 一个人的健康取决于身体所有结构，包括骨骼、肌肉、肌腱、韧带和各器官的正常、有效的协作；多种物理和非物理因素相互作用，共同影响疾病或损伤过程中出现的症状和体征。

基于上述原则，整骨医学有效整合各种治疗手段（Hruby，2000），通过对患者的骨骼、肌肉和关节的手法操作，帮助患者恢复机体的自我调节，以纠正其结构和功能的异常。

整脊疗法（Chiropractic）

整脊疗法是一种与肌肉骨骼疾病的诊断、治疗和预防有关的徒手治疗技术，同时有助于缓解这些疾病对身体不同系统，特别是神经系统的影响（Meeker和Haldeman，2002）。与整骨治疗师相似，整脊治疗师也用他们的双手来纠正关节紊乱问题，改善肌骨系统功能，增加关节动度，减少疼痛与不适。大部分整脊治疗师主要关注脊柱本身的问题，而另一部分专家则对腰背痛和颈肩痛感兴趣（Wardwell，1992）。

• **起源**

整脊疗法的医学体系是由 Daniel Daid Palmer 于 1895 年创立的。Palmer 1845 年生于加拿大，随后移民美国。工作了近 20 年后，他将所有的精力投入了对磁疗的研究。当时，磁疗法是一种十分流行的治疗手段。究竟是什么吸引他成为自然疗愈者并投身磁疗技术的学习，个中细节我们并不清楚（Ward，2015）。根据 Krieg（1995）的说法，当时的 Palmer 遇到了著名的磁疗师——Paul Caster，这位磁疗师后来成了帕尔默的老师，向他传授了 Mesmer 磁疗技术。

1895 年 9 月 18 日，Palmer 有了一个"重大的发现"。他的看门人 Harvey Lillard 是一位聋人，聋到即便有一辆鸣笛的消防车从身边呼啸而过也视若无睹的地步（Wardwell，1992）。原来，17 年前 Lillard 在举重物时受到严重损伤，随后就聋了。通过徒手评估，Palmer 在 Lillard 的背部发现了一个肿块，并认为它可能与 Lillard 的耳聋有关（Pettman，2007）。Palmer 试图将肿块用力推向椎骨以进行矫正。不可思议的是，Lillard 的听力竟然恢复了。Palmer 的整脊疗法医学体系的种子从那一刻萌芽生根。在这一重大发现的 2 年后，Palmer 于 1897 年在 Davenport（Iowa）建立了第一所以他名字命名的培训机构——Palmer 诊所与整脊治疗学校（现名为 Palmer 整脊疗法学校）（Baer，1987）。

不久之后，许多欧洲学生为了成为整脊治疗师纷纷来到这所学校学习。在英国，整脊疗法早在 20 世纪早期便被引入，第一批欧洲学员大约在 1906 年开始接受培训。历史上第一个在 Palmer 学校学习的英国学生是 Arthur Eteson，来自利物浦（Waddell，2004）。然而与整骨疗法不同的是，整脊疗法在健康行业内得到法律认可的进程十分缓慢。英国整脊委员会（General Chiropractic Council）创建于 1994 年，而"整脊治疗师"一直到 2001 年才开始受到法律的保护（Keating、Cleveland 和 Menke，2004）。

• **治疗原理与治疗原则**

与整骨疗法类似，整脊治疗是一种着眼于患者整体的治疗技术。它认为人体是一个包含躯体、精神和灵魂在内的单元，并相信身体有自己的方式来进行自我调节和自动愈合。许多整脊治疗师对人体的认识远比整骨治疗师更全面，他们认为一个人的整体健康情况取决于智力、力量和物质三个因素的平衡，三者之间轻微的偏倚便会导致人体的疾病和 / 或其他异常（Haldeman，2004）。

整脊治疗的核心环节在于对脊椎的调整。整脊治疗师常常将着眼点放在脊椎和四肢关节上，尤其注重脊椎之间的正常序列，进而通过手法操作减轻或消除肌肉骨骼的疼痛和不适。许多整脊治疗师认为脊椎错位会干扰神经信号在大脑和身体其他部位之间的传递，最终导致身体残疾和疼痛等（Janse、Houser 和 Wells，1947），因而更倾向于通过纠正紊乱的脊椎序列以帮助患者恢复身体的自我维持机制。也有整脊治疗师借助神经肌肉骨骼学、生物力学和解剖学基础知识对局部结构异常进行诊断和治疗，以期恢复其功能。

整骨疗法与整脊疗法之间的相似性

整骨疗法和整脊疗法之间存在许多相似之处，例如：

• **起源**

这两种疗法有着共同的起源。我们可以在传统的"正骨治疗"中发现二者的根源，二者均出现在 19 世纪末的美国，都是为了弥补主流医学的缺陷（Pettman，2007）。

• **哲学基础**

两种疗法均认为人体是一个有机整体——人体是一个包含躯体、思想、灵魂在内的整体，并认为人体是一个各组织之间相互联系，具有自我治愈和自我调节能力的功能单元。

- **治疗目标**

这两个学科的主要治疗目标是相同的：减轻或消除身体疼痛和痛苦。二者均优先把脊椎作为一个整体进行调治，以确保个体健康（Vickers 和 Zollman，1999）。

- **诊断**

这两个专业均采用相似的病史记录和体检程序，对结构异常的诊断也都主要依靠徒手触诊（Ward，2015）。

- **治疗**

这两种疗法的操作者均通过徒手在患处（或局部）施力来对患者进行治疗。在治疗过程中，二者均主要作用于骨骼、肌肉和结缔组织，以治疗肌肉骨骼疼痛和功能障碍为目的，而且在多数情况下使用的治疗技术也很相似（Johnson、Schultz 和 Ferguson，1989）。

- **教育与培训**

这两个专业均需要具有指定学科的最低学历资格方可进行实践操作。

- **治疗技术**

尽管在训练和实际应用中存在差异，但这两个专业均使用脊椎手法操作技术：整骨治疗师倾向于借助自身肢体施加杠杆力，而整脊治疗师更倾向于用他们的双手进行操作。而在现代整骨和整脊的培训中，两个专业的治疗手法常常交叉运用。

- **治疗时间**

整骨治疗师通常在接诊时根据患者的实际需要施治；而整脊治疗师则倾向于制订为期 6 次的诊疗计划，治疗初期应诊较为频繁，随后每周 1 次。

正如所有的徒手疗法和物理治疗技术一样，这两个专业存在明显的相似之处。在现代社会，我们不应被手法操作的名称所束缚，而应将技术进行融合以造福患者。本书并非仅仅限于理论层面的讨论，而是对日常临床实践中最常用的手法操作技术的全面总结。

希望您能享受我们给您带来的知识之旅。

Jimmy、Giles 和 Ricky

参考文献

Baer, H.A.(1987).Divergence and convergence in two systems of manual medicine: Osteopathy and chiropractic in the United States. Medical Anthropology Quarterly, 1(2), 176-193.

Haldeman, S. (2004). Principles and Practice of Chiropractic. New York, NY: McGraw-Hill Medical.

Hruby, R.J. (2000). Osteopathic Principles and Philosophy. Available from https: //www.westernu.edu/bin/ime/ opp_word.pdf［accessed 18 September 2016］.

Janse, J., Houser, R.H. and Wells, B.F. (1947). Chiropractic Principles and Technic: For Use by Students and Practitioners. Lombard, IL: National College of Chiropractic.

Johnson, M.R., Schultz, M.K. and Ferguson, A.C. (1989). A comparison of chiropractic, medical and osteopathic care for work-related sprains and strains. Journal of Manipulative and Physiological Therapeutics, 12(5), 335-344.

Keating, J.C., Cleveland, C.S. and Menke, M. (2004). Chiropractic History: A Primer.Davenport, IA: Association for the History of Chiropractic.

Klein, P. (1998).［Osteopathy and chiropractic］. Revue medicale de Bruxelles, 19(4), A283-289.

Krieg, J.C. (1995). Chiropractic manipulation: An historical perspective. The Iowa Orthopedic Journal, 15, 95.

Kuchera, W.A. and Kuchera, M.L. (1994). Osteopathic Principles in Practice. Dayton, OH: Greyden Press LLC.

Line, O. and Embase, A. (2010). American Osteopathic Association guidelines for osteopathic manipulative treatment (OMT) for patients with low back pain. Journal of the American Osteopathic Association, 110(11), 653-666.

Meeker, W.C. and Haldeman, S. (2002). Chiropractic: A profession at the crossroads of mainstream and alternative medicine. Annals of Internal Medicine, 136(3), 216-227.

Miller, K. (1998). The evolution of professional identity: The case of osteopathic medicine. Social Science and Medicine, 47(11), 1739-1748.

Paulus, S. (2013). The core principles of osteopathic philosophy. International Journal of Osteopathic Medicine, 16(1), 11-16.

Pettman, E. (2007). A history of manipulative therapy. Journal of Manual and Manipulative Therapy, 15(3), 165-174.

Still, A.T. (1908). Autobiography of Andrew T. Still. Kirksville, MO: Author.

Tan, S.Y. and Zia, J.K. (2007). Andrew Taylor Still (1828-1917): Founder of osteopathic medicine. Singapore Medical Journal, 48(11), 975.

Vickers, A. and Zollman, C. (1999). ABC of complementary medicine: The manipulative therapies: Osteopathy and chiropractic. British Medical Journal, 319(7218), 1176.

Waddell, G. (2004). The Back Pain Revolution. Philadelphia, PA: Elsevier Health Sciences.

Ward, C.L. (2015). Osteopathic and chiropractic: An examination of the patient-physician relationship in their respective practices. Honours Theses, Paper 403.

Wardwell, W.I. (1992). Chiropractic: History and Evolution of a New Profession. Maryland Heights, MO: Mosby-Year Book.

目　录

第一部分

理　论

第一章

手法治疗理论

简介

手法治疗是一种针对肌肉骨骼疼痛和功能障碍的物理疗法，为世界各地的骨科医师、整脊师和物理治疗师等不同专业的医疗保健人员所广泛应用（Rubinstein 等，2011）。该疗法采用非药物、非手术技术来降低关节压力，改善关节活动，恢复肌肉和组织平衡，促进体液流动，减轻炎症，增强神经功能（DiFabio，1992；Cyriax，1973）。关于这种疗法的科学研究仍在继续，到目前为止，已有了一些积极的临床发现。与此同时，用以支持其各方面治疗机制的理论尚不完善（Evans，2010）。该疗法现阶段主要用于治疗肌肉和骨关节疾病。

尽管近年来有关关节手法治疗的研究数量显著增加（Bronfort 等，2008），但是对于这种疗法的治疗机制及其对身体的生理影响，目前知之甚少（Evans，2002）。到目前为止，学术界就相关生理机制已经提出了许多假说，但是依然缺乏以科学证据为基础的统一理论体系。本章并非要在前人研究的基础上提出新的理论，而是旨在通过回顾手法治疗的核心特性，对现有的各种生理机制理论加以讨论。

历史

手法治疗是一种颇为古老的技术，起源于世界各地并各自平行发展（Schiötz 和 Cyriax，1975）。几千年来，在不同的文化中，手法治疗都被用于解决肌肉骨骼系统或其他系统的问题，并代代相传（Wiese 和 Callender，2005）。关于脊椎手法治疗的记载，最早出现在公元前 2700 年的中国（Waddell，1996）。在欧洲，希波克拉底（公元前 460—385）是第一位有记录的手法治疗医生（Withington，1948）。

在世界范围内，手法治疗技术起源很早，而且在若干地区几乎同步发展。但是在过去的几个世纪里，医生对于这项技术的态度却起起落落、褒贬不一（Pettman，2007）。在 16 世纪，医学的文艺复兴年代，有关希波克拉底通过手法操作治疗肌肉骨骼疾患的记载，反复出现在诸如 Guido Guidi、Johannes Scultetus 和 Ambrose Paré 等的学术著作中。然而，在 18 世纪，手法治疗技术却未被内 / 外科医生所认可，他们认为这项技术难登大雅之堂，只不过是类似整脊师这类乡野村医的不入流的小把戏，并将手法操作的疗效归因于运气而非技术本身（Lomax，1975）。

19 世纪以来，手法操作技术成为医学界热烈争论的焦点之一。然而，由于对抗疗法医学自身存在缺陷，加之整骨和整脊治疗这两种主流的替代医疗保健系统的诞生，到 19 世纪末，人们对于手法治疗技术的看法发生了不可逆转的改变（Anderson，1981）。在 20 世纪早期，医生和整骨医生开始将手法操作技术介绍给物理治疗师。此后，物理治疗师开始合法地进行临床实践，不断改良手法治疗技术，为手法治疗的发展做出了实质性的贡献（Pettman，2007）。

什么是手法治疗？

由于口语的通俗化，对于手法治疗并没有大众认可的标准解释，以至于许多学者发现很难将"真正的"手法治疗和物理治疗区别开来（Song 等，2006；Colloca、Keller 和 Gunzburg，2004；Harvey 等，2003）。许多研究者试图从不同的文献中找寻对于手法治疗的准确定义，但最终均以失败告终。此外，不同专业对手法治疗的定义也各不相同（Maigne 和 Vautravers，2003）。例如，在骨科领域，手法治疗并不被认为是一种完整而独立的治疗方法，而仅仅是治疗策略的一部分（Wieting 和 Cugalj，2008）。

此外，手法治疗不同于松动技术。因为从理论上讲，手法治疗要求患者在治疗过程中必须顺应治疗师的操作而不能对抗关节运动，但松动技术则涉及对脊椎的非推挤性被动运动，这种被动运动可以为患者所抵抗（Corrigan 和 Maitland，1983）。通过比较以往对手法治疗的定义和描述，Evans 和 Lucas（2010）根据经验提出了用于定义"手法治疗"的若干特征（见下框）。他们将这些特征分为两类：一为"操作"（即医师对患者的操作），二为"机械效应"（发生在患者体内,是操作的结果)。

基于经验推导的手法治疗本质特征

操作(术者对患者所实施的行为)
· 外力作用于患者。
· 术者的手法力线垂直(约成90°角)作用于受术关节的关节面。

机械效应(发生在患者体内)
· 施加的外力使关节产生运动。
· 关节运动包括关节表面的分离。
· 受术关节内发生"气穴现象"。

引自:Evans 和 Lucas(2010)

手法治疗的类型

虽然关于手法治疗的定义存在许多争议,但通常这一技术都需要借助不同长度的(肢体)杠杆对患者局部施加外力(Di Fabio,1999)。整骨医生发展了长杠杆手法操作技术,而整脊医生则发展了短杠杆手法操作技术(Maigne 和 Vautravers,2003)。

在长杠杆手法操作(或低速高振幅操作)中,推力以一种不确定的方式传递,而不是直接施加于椎体——例如,推力通过肩关节、骨盆或肩胛骨传递到椎体(Shekelle 等,1992)。在此类手法操作过程中,操作者往往会使多个椎间关节在其活动范围内产生被动运动(Di Fabio,1999)。

与之相对的是,短杠杆手法操作技术(或高速低幅操作)是在身体突起处(如棘突、椎板或乳突)的接触点施加小幅度推力,旨在直接对某一特定椎体的关节产生影响(Bergmann,2005)。操作时,治疗师应在目标关节表面皮肤施加一个与其垂直的、快速的旋转力(Cao 等,2013)。

什么是气穴现象 / 弹响声 / 爆裂声？

在高速率、低振幅（HVLA）的手法操作中，滑液关节会承受一个垂直方向的强大"推力"或"脉冲力"。这种操作导致关节表面一定程度的过度分离，从而产生可闻及的弹响声。关于弹响声能否作为手法操作的基本特征仍然存在争论（Brodeur，1995；Flynn、Childs 和 Fritz，2006），但多数学者把这种声音视为手法操作成功的标志（Sandoz，1969）。

论及弹响声产生的原因，最主流的解释是受术关节的关节滑液（synovial fluid，SF）内出现了"气穴"（Evans 和 Breen，2006）。"气穴"一词指关节滑液内气体气泡（或空腔）的形成和变动，这些气泡是由于手法操作导致局部压力骤降而形成的（Evans 和 Lucas，2010）。气穴现象通常由关节表面间的相对位移所引起，在高速和低速关节操作中均可发生（Evans 和 Breen，2006）。

什么是亚生理区？

亚生理区也被称为"操作终末区域"或"屏障"，是生理范围和解剖限度之间的弹性区域（Vernon 和 Mrozek，2005）。Sandoz（1976）在描述关节手法操作的性质时，首先提出了在解剖限度内的"亚生理区"（图 1.1），用以解释关节在全范围操作过程中的几个运动阶段。在图 1.1 中，亚生理区被描绘为一个超出被动范围但在解剖限度内的空间。然而近年来，脊椎生物力学专家引入了一个用来描述关节运动分区的新术语——"中立区"（neutral zone），这对 Sandoz 理论模型的有效性产生了极大冲击（Symons、Leonard 和 Herzog，2002；Ianuzzi 和 Khalsa，2005），因而许多学者建议对旧的理论模型进行修订（Vernon 和 Mrozek，2005）。

尽管未能对 Sandoz 理论模型进行全面修订（Gibbons 和 Tehan，2001；McCarthy，2001），Evans 和 Breen（2006）提出了一种新的通用操作模型（图 1.2）。该模型包含了对操作体位的要求，并将"中立区"引入模型中。然而，这个模型还需要进一步的研究来验证。

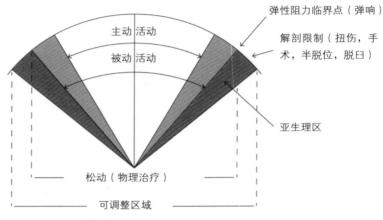

图 1.1　Sandoz 模型

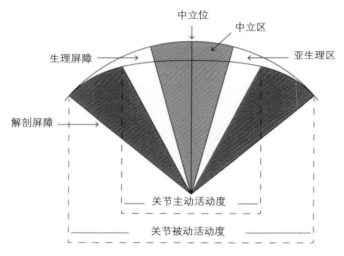

图 1.2　Evans 和 Breen 模型的示意图

关节手法治疗的机制

　　手法治疗对急慢性腰背痛均有较好的临床疗效（Bronfort 等，2004；Jüni 等，2009），但具体的作用机制尚不完全清楚。到目前为止，研究人员已经提出了许多理论用来阐释手法操作的作用机制，但是支持这些理论的科学证据仍然有限。下面将讨论一些已被提出并值得注意的理论。

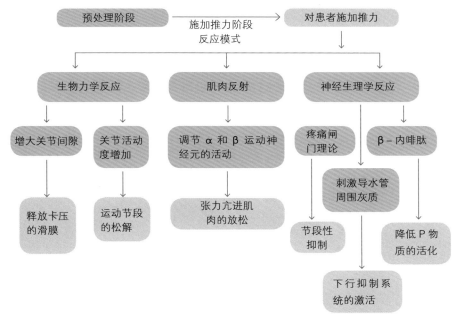

图 1.3　脊柱和周围部位手法操作技术的生理机制示意图

关节间隙理论

关节间隙理论对理解关节手法操作机制具有重要意义。有假说认为，脊椎小关节间隙的增宽能促进原本受卡压的半月形滑膜皱襞的释放，进而填充空腔并代偿不协调的关节表面（Kos、Hert 和 Sevcik，2001）。半月形滑膜皱襞可能在关节疼痛中扮演了重要角色，因为已有研究证实这种半月板形纤维—脂肪结构能够导致疼痛（Bogduk 和 Jull，1985；Mercer 和 Bogduk，1993）。Evans（2002）认为，作用于小关节的高速低幅（HVLA）手法治疗会产生冲击关节并使关节间隙变宽。这些改变促使半月形滑膜皱襞回到其正常解剖位置。一旦半月形滑膜皱襞复位，则关节囊肿胀减轻，关节疼痛得以缓解。

关节间隙理论是最为广泛接受的用以解释高速低幅手法生物力学效应的理论。以往对于掌指关节"弹响"现象的生物力学研究表明（如 Roston 和 Wheeler Haines，1947；Unsworth、Dowson 和 Wright，1971；Sandoz，1976），关节面分离与"弹响"声的产生有关。事实上，关节面分离导致的气穴效应才是产生"弹响"声的真正原因，而关节间隙也随之迅速变宽。Sandoz

（1976）指出，关节运动范围可随关节间隙变宽而增加 5°~10°。同时，研究者还指出，这种弹响声不会在 20 分钟以内再次出现。

后来对掌指关节（MCP）"关节弹响"的生物力学研究也证实了上述理论（Meal 和 Scott，1986；Watson、Kernohan 和 M llan，1989）。为了进一步研究这一现象，Conway 等（1993）比较了来自脊椎小关节分离时产生的弹响声和来自掌指关节（MCP）分离时产生的弹响声。在分析了两个关节发出的弹响声后，发现二者的波形相似，认为在这两个关节中都发生了类似的过程，意味着高速低幅（HVLA）手法治疗也可增大脊椎小关节的间隙。在最近的一项研究中，Cramer 等（2000）通过 MRI 发现，高速低幅（HVLA）推力会立即导致关节面分离，其中高速低幅（HVLA）组平均关节间隙增加 1.2 mm，对照组变化仅为 +0.3 mm，这些结果都进一步验证了以上假说。

虽然还需要更大的样本以进一步研究 HVLA 手法治疗的生物力学效应，但上述研究结果明确支持关于关节间隙的假说，即手法技术是通过引起脊椎小关节在生物力学上的分离而达到治疗效果的。

运动节段松解理论

这一理论的渊源更为古老，即脊椎手法操作可以使紊乱的关节恢复正常的序列（Hood，1871）。几个世纪以来，人们一直相信可以通过针对关节的手法操作将骨调整到正确的位置，因而手法治疗从业者曾被称为"调骨师"（Bigos、Bowyer 和 Braen，1994）。Evans（2002）指出，由于在操作时只要关节发出弹响声就能收到立竿见影的疗效，一度让人们将其视为关节松解复位的功劳。

现在已经明确"弹响"声源于"气穴现象"（Evans 和 Lucas，2010）。此外，近年来对脊椎手法操作后椎体运动的生物力学研究发现，产生气穴效应的椎体与周围椎体相比会发生短暂的相对移位（Gal 等，1997；Herzog，2000；Evans 2002）。因此，旧理论中所谓错位椎骨的重新排列只是气穴效应的附带现象，取而代之的是一种全新的理论。

因此有人假设，针对单个运动节段可能发生的错位，只要使椎体产生相对较大的位移，就可能有助于使其在一个新位置重新获得稳定的平衡（Wilder、Pope 和 Frymoyer，1988）。在这个理论的基础上，过去的几十年里出现了各种假说。Triano（2000）认为，高速低幅推力（HVLAT）操作过程中施加的机械力可以提供足够的能量，使错位的节段恢复较低的能量水平，从而减小软、硬椎旁组织的机械应力或应变（Pickar，2002）。发展这一理论的主要原因之一是脊椎手法治疗可以恢复受影响关节的活动和功能，但仍有待进一步的研究证实。

反射性反应

　　肌肉反射性活动理论是手法治疗作用机制中非常重要的部分。人体肌肉组织存在反射性反应，通过这些反射可以保护自身免受潜在的伤害（Evans，2002）。因此，当不适当的力作用于关节时，肌肉组织在主动（肌肉）和被动（囊膜韧带）约束之间产生积极的协同作用，以避免受损（Solomonow 等，1998）。这种反射性活动被认为是一种能够减轻疼痛、降低肌张力、增强功能的保护性机制（Potter、McCarthy 和 Oldham，2005）。

　　长期以来，手法治疗被认为是通过反射通路来激活肌肉组织的（Wyke，1979）。在过去的几十年间，有许多研究证实了这个假设（Herzog 等，1993；Herzog、Scheele 和 Conway，1999；Symons 等，2000；Suter 等，2005）。这些研究表明，脊椎手法操作不仅能在所操作关节附近的肌肉中引起（兴奋性）反射反应，同时还可兴奋相邻的肌肉。此外，Colloca 和 Keller（2001）在一项针对腰背痛患者（$n=20$）的对照试验中，通过肌电图（EMG）对脊椎手法治疗的反射反应进行了测量，发现肌肉组织确实产生了反射反应；同时也发现，经常出现持续疼痛的人与那些偶尔出现疼痛的人相比，前者反射反应的肌电图振幅更大。

　　这些研究结论有力地证实了脊椎手法治疗是通过刺激关节囊和肌肉中的机械感受器引发反射性肌肉收缩的。但是这些反射反应究竟是由关节操作引起的真实效应，还是由其他治疗引起的假象，仍有待进一步的验证（Potter 等，2005）。

α - 运动神经元活动的调节

　　长期以来，人们一直假设腰背痛会导致肌肉张力增高，而脊椎手法治疗能刺激痛觉传入通路，痛觉传入的增加又可以通过调节运动神经元活动而使肌肉得以放松（Evans，2002）。然而，支持这一理论的科学证据仍然有限，对于这一假设也存在争议（Potter 等，2005）。早期研究表明，高速推力类手法可能会激活痛觉传入，但只有在操作所施加的力传递到周围关节囊和软组织时，这种激活才会发生（Gillette，1986，1987；Herzog 等，1993）。Ahern 等（1988）的研究在一定程度上支持了这一假设。他们发现，多数腰背痛患者因疼痛造成了运动受限，而后者实际上又抑制了抑制性传入神经的激活。

Lederman（1997）认为，抑制性传入激活理论是非常值得怀疑的，因为高速推力类手法产生的快速拉伸会激活而非抑制 α-运动神经元。Dishman 和Bulbulian（2000）提供的证据则表明，脊椎手法治疗和松动都可以引起显著但短暂的 α-运动神经元兴奋性减弱。他们认为这一发现足以证实脊椎手法治疗能短暂抑制人体运动系统的活性。然而，抑制性传入激活理论还需要进一步的研究加以证实。

γ-运动神经元活动的调节

Korr 的易化节段理论（1975）已有几十年的历史，常被用来解释手法治疗的作用机制。该理论是在早期肌电图研究的基础上发展起来的（Denslow，1944；Denslow 和 Clough，1941；Denslow、Korr 和 Krems，1947）。早期实验发现，对疼痛部位施加刺激时，其肌电图反应是增强的。最近，Lehman、Vernon 和 McGill（2001）使用改良的研究设计进行试验后也得出了同样的结果。还有学者认为，脊椎手法治疗似乎会抑制疼痛刺激后的肌电图反应。

在早期证据的基础上，Korr（1975）假设疼痛节段具有易化反应，并提出γ-运动神经元激活后可以通过反射促进 α-运动神经元的兴奋，最终导致肌肉张力增高。研究者认为，脊椎手法操作可以通过增加关节的活动，在本体感觉传入纤维（肌梭和较小直径传入纤维）中产生一连串的脉冲，从而使激活的γ-运动神经元被抑制。然而，这种脊椎手法操作究竟通过何种神经通路起作用目前尚无定论。虽然这一机制目前仅为假说，但本体感觉传入神经对脊椎功能的影响以及脊椎手法操作对这些传入神经的影响，正日益受到科学界的关注（Pickar，2002）。

这一节段易化理论也引起了一些争论。Potter 等（2005）认为，没有证据表明腰背痛患者存在易化的 α – 运动神经元活动。

疼痛门控学说

Melzack 和 Wall（1967）的疼痛门控学说，是一种被用来解释痛觉调节的革命性理论。该理论认为，位于脊髓后角的胶质层（substantia gelatinosa，SG）具有门控机制。疼痛信号经 A– δ 和 C 类感觉神经纤维传至脊髓背角时会"开放"SG，而非疼痛信号经 A– β 类纤维（来自次级肌梭传入通路、关节囊机械感受器和皮肤机械感受器）则会抑制疼痛信号经 A– δ 类纤维传至脊髓后角并"关闭"SG。还有学者认为这种门控机制发生在脊髓后角的板层，并受来自大脑的神经冲动的控制。

脊椎的手法操作能诱发一系列神经冲动，可以通过关节周围组织运动来调节脊髓后角门控机制，最终刺激来自肌梭和椎间关节机械感受器的 A– β 类纤维（Potter 等，2005）。但是，并没有足够的证据支持这个假说，这一理论还需要更多的研究来支持。

下行抑制机制

下行抑制通路在痛觉调节中起着重要作用。位于第三脑室附近的中脑导水管周围灰质（periaqueductal grey matter，PAG）是调控下行疼痛机制的主要中心。对导水管周围灰质（PAG）的刺激，通过导水管周围灰质（PAG）下行通路产生直接而深远的镇痛作用（Behbehani，1995）。背侧导水管周围灰质（dPAG）负责交感神经兴奋（处理战—逃反应、恐惧和焦虑），而腹侧导水管周围灰质（vPAG）与交感神经抑制（僵直或脱离行为）有关。刺激背侧导水管周围灰质（dPAG）会产生非阿片介导的快速镇痛反应，而刺激腹侧导水管周围灰质（vPAG）则会产生阿片介导的长期镇痛反应（Satpute 等，2013）。

背侧导水管周围灰质（dPAG）内源性下行通路的激活，被认为是高速低幅（HVLA）类手法治疗可能的镇痛机制，这一观点在科学界引起了相当多的关注（Thomson、Haig 和 Mansfield，2009）。大量文献表明，脊椎手法操作后的痛觉减退和交感神经兴奋效应可能是下行抑制系统激活的结果

（Wright，1995；Vicenzino、Collins 和 Wright，1996；Vernon，2000；Potter 等，2005）。Vincenzino、Collins 和 Wright（1998）通过研究发现，脊椎手法操作的镇痛作用与交感神经兴奋之间存在着很强的相关性，并认为这可能是中枢控制机制激活的结果。

神经递质

大脑内的几种神经递质已被确认与痛觉调节有关。目前已得到广泛研究的神经递质 P 物质（Substance P，SP）是一种含 11 个氨基酸的多肽，可以协助痛觉传入中枢（Kandel、Schwartz 和 Jessell，2000）。SP 产生于背根神经节（Dorsal Root Ganglion，DRG），通过无髓鞘 C- 多模态痛觉感受器释放到脊髓外周组织和脊髓背角（Nyberg、Sharma 和 Wiesenfeld-Hallin，1995），已被证实可调节疼痛、神经源性炎症和脊髓反射活动。

有学者认为，由垂体释放的 β - 内啡肽通过降低后角 SP 的活性，激活内源性镇痛系统，从而阻断痛觉传入大脑高级中枢（Kandel 等，2000；Potter 等，2005）。基于这一假说的许多研究表明，脊椎手法操作后出现的镇痛效果是 β - 内啡肽激活内源性镇痛系统的结果（Thomson 等，2009）。Vernon 等（1986）进行了一项小规模的试验（$n=21$），通过检测手法操作前后患者血清中 β - 内啡肽水平来研究上述理论。结果显示，与接受"假"手法操作的个体相比，接受 HVLA 手法治疗的个体血清中 β - 内啡肽水平更高。但是后来进行的关于脊椎手法治疗与 β - 内啡肽释放的研究，未再发现手法操作对 β - 内啡肽释放有任何显著影响（Christian 等，1988；Sanders 等，1990）。这些研究报告称，在 β - 内啡肽释放方面，实验组和对照组之间不存在显著差异。然而，Vernon（2000）和 Wright（1995）强调这些实验存在方法上的缺陷，如该实验对基线水平的内啡肽检测敏感性较低。

手法治疗的生理效应

手法治疗是沿用至今的最古老的技术之一。然而，我们对这种技术的生理效应知之甚少。下面介绍关于手法治疗效应的理论。

对椎体的作用

简言之，手法治疗通过将推力（或外力）施加于患者身体来达到治疗目的。推力不仅作用于选定的椎骨运动节段，也作用于身体其他部分，这些受力部位往往起到杠杆作用（Maigne 和 Vautravers，2003）。椎旁软组织吸收大部分推力，脊椎吸收其余的推力（Triano，1992），正是这种推力使椎骨间发生相对运动。有科学家已经在尸体上研究了手法治疗后的椎体活动情况。Gal 等（1997）将针穿入胸椎（T10、T11 和 T12），并使用高速摄像机来记录动作。他们发现在施加推力之后，受力椎体和直接相邻的椎体之间产生了较大的相对运动。在另一项关于脊椎手法治疗后腰椎相对运动的研究中，Maigne 和 Guillon（2000）使用单轴加速计证明，在推力施加的过程中存在相对的椎间运动。

然而，脊椎松动期间在椎骨水平处产生的运动是复杂的，因为手法治疗施加的是非生理性作用力，并且相邻椎体也会产生联合运动。总之，关节手法治疗不仅作用于受力椎体，还能使相邻的椎骨同时产生移位。

对脊椎小关节的作用

HVLA 手法对于脊椎小关节的生理作用是由力的阈值决定的（Triano、Brennan 和 McGregor，1991；Evans，2002）。在胸椎，此阈值为 450~500 N，而腰椎的阈值为 400 N（Brennan，1995）。

在生理性旋转下，脊椎小关节面并不会相互分离（McFadden 和 Taylor，1990），甚至当我们进行手法治疗时也很难使关节面拉开距离。进行手法操作后，小关节面仍保持相互贴合，椎骨之间依旧连接紧密（Maigne 和 Vautravers，2003）。然而，当推力超过阈值时，关节表面会突然发生分离，相应关节的滑液内随即形成气穴效应（Evans 和 Lucas，2010），就会发出关节"弹响"声。

对椎间盘的影响

针对脊椎的手法操作会对椎间盘产生一定的影响。Maigne 和 Guillon（2000）使用加速计进行研究发现，手法操作可使椎间盘内压力发生短暂而显著的变化。为了在腰椎测量此压力，作者使用了两种不同侧身位下的手法操作技术，这两种技术只在矢状面上有所区别。作者发现，在手法操作开始施力的阶段，椎间盘内压力会出现一个不甚显著的增加；而在操作即将结束时，压力值会迅速下降至基线值以下。作者还发现，压力的变化与椎体间的相对运动有关。这一发现说明椎间盘内压力与脊椎节段的变化有对应关系。

这一研究结果与早期关于椎间盘源性腰痛的研究结果较为吻合，其中最重要的是手法操作通过减小椎间盘内压力，可以使突出的椎间盘内容物回纳（Maigne 和 Nieves，2005；d'Ornano 等，1990）。但是并没有进一步的研究解释为何突出物体积会缩小这一现象（Maign 和 Vautravers，2003）。另一个理论是，手法操作通过分离关节面减小了椎间盘内压力，进而引起关节的重新排列，最终使椎间盘内外的压力保持平衡（Oliphant，2004）。这一理论与 Maigne 和 Guillon 所提出的理论相比似乎更有说服力，因为 Adams 等在早期研究中发现，病变椎间盘局部压力峰值恰好出现在应力集中区域。然而还需要进一步的研究来证实这一理论。

对椎旁肌的作用

大量研究业已证实，手法操作对椎旁肌具有独特的生理作用。有研究表明，肌肉被敲击或拉伸时会发生若干改变（Potter 等，2005）。手法操作施加于椎体节段的机械力，可以激活或抑制分布在椎旁的组织，包括小关节、肌肉，以及椎间盘内的机械敏感性的非痛觉神经末梢（Pickar，2002）。虽然此说法还存在争议，但可以肯定的是手法治疗对椎旁肌有一定影响。

一般来说，长杠杆手法操作比短杠杆手法操作能更有效地拉伸椎旁肌。例如，在长杠杆手法操作的负荷阶段，一侧的椎旁肌和腰大肌被牵伸，另一侧则得以放松。但当推力手法施加于施术部位时，脊椎椎体即发生相对位移，关节面也随之分离，这些变化会增加对肌肉的牵拉。Maigne 和 Vautravers 猜想，牵伸技术可能是通过调控 α 和 γ 运动神经元来放松椎旁肌的。

对血流的影响

传统整骨疗法的治疗目的之一是增加器官血流量。通过增加血流量可以加速体内有毒物质的清除，从而对许多疾病起到治疗作用。但是，并没有明确的证据证明手法操作能加快动脉血流，也没有证据证明动脉血流加快能使患者受益。在一项 RCT 研究中，Licht 等发现手法治疗后血流峰速并没有明显变化。而近期的研究也缺乏具有统计学意义的结论证明关于血流的这一假说。但是手法操作后，在患者的椎动脉、颅内动脉和基底动脉等处确实观察到了血流的轻度加快。

安慰剂效应

关于手法治疗是否仅仅发挥了安慰剂效应，一直存在争议。虽然质疑者们仍然坚称手法治疗的效果纯属安慰剂效应，但是基于大样本的研究发现，手法治疗的镇痛作用与安慰剂大不相同（Vernon 等，1990；Vicenzino 等，1996；Fryer、Carub 和 McIver，2004；Thomson 等，2009），而且手法治疗的生物力学作用已是无可争辩的客观事实（Evans 和 Breen，2006；Herzog，2010）。

总的来说，手法治疗可能确实存在安慰剂效应。虽然手法治疗的生理学机制仍未明晰，但事实也足以说明此种治疗具有实质性的心理作用。可以确定的是，将错位的关节恢复正常位置时的感觉、关节复位时发出的声音，以及在准备阶段和操作过程中的肢体接触，都有显著的安慰剂效应（Maigne 和 Vautravers，2003）。此外，手法治疗后即刻的疼痛症状减轻，也在发挥正向心理效应中起到了关键作用。因此，只要手法操作不会带来风险，并且医患双方均能从中获益，安慰剂效应就不应被低估，而要将其视为治疗获得成功的有效因素（Potter 等，2005）。

手法治疗的安全性

通常来说，如果使用得当，手法治疗对于肌肉骨骼疾患是一种安全的治疗手段。主要不良反应包括症状的暂时加重或出现新的局部症状。与手法治疗相关的严重并发症罕有报道（Triano，2001）。但是，颈椎区域的手法治疗确实存在着较高风险，包括卒中、血管意外和非血管并发症（Puentedura 等，2012）等。因此，许多研究人员对这种治疗方式的安全性表示怀疑，并认为与治疗相关的风险可能抵消其获益（Di Fabio，1999；Ernst，2007）。

关于颈椎部位手法治疗安全性的争论并不新奇，自 1907 年出现第一篇有关操作带来严重并发症的个案报道后，其安全性就引起了人们的密切关注（Rivett，2006）。虽然这些担忧大多来自流行病学推断，但不同研究报告的不良事件发生率各不相同（Puentedura 等，2012）。根据报道，不良事件的发生率介于 1/50 000~1/5 850 000 之间（Haldeman 等，2001；Magarey 等，2004）。这些数据清楚地显示，脊柱上部（颈椎区域）的手法操作风险很低，数以百万计的颈椎手法操作并没有引发明显副作用。

但是，血管以外的风险不容忽视。根据报道，最常见的不良事件是椎动脉夹层，通常是由进行旋转类手法操作时对动脉的过度牵拉所致（Nadgir 等，2003）。椎动脉夹层多发生在寰枢椎水平，并且会对椎—基底动脉系统特别是远端环状结构（基底动脉环）造成影响（Haldeman、Kohlbeck 和 McGregor，1999）。因此，有人认为针对颈椎部位的手法操作可能会诱发椎动脉损伤（Herzog，2010）。

但也有学者认为，由颈椎手法操作带来的椎动脉牵拉程度，要远远小于日常生活行为所致的牵伸。颈椎部位手法操作产生的牵伸，并不会增加椎动脉的张力，因此可以认为脊椎的手法治疗是无害的（Herzog，2010）。此外，将接受手法操作的患者颈部所承受负荷与临床研究中志愿者所承受的瞬间负荷进行比较，发现志愿者在突然运动时所承受的瞬时负荷要大于进行颈椎手法治疗时产生的负荷。就上述证据而言，目前还很难说清在进行颈椎手法操作时应力和瞬时负荷是怎样传递的，仍需要更多研究来揭晓答案。虽然对于颈椎部位手法操作可能带来的不良事件观点各不相同，Refshauge 等推测，这些意外的发生应该归咎于检查不全面、技巧不熟练和技术应用错误。因此，建议治疗师在首次对患者进行颈椎手法操作时要特别谨慎。

小结

综上所述，手法治疗是一个宽广的研究领域，所涉及的生理机制非常复杂。已知的手法治疗有三种不同的作用方式，分别涉及生物力学、肌肉反射和神经生理学机制，仍需要进一步的深入研究对其加以详细阐明，尤其是应广泛应用更加先进的实验方法针对神经生理和生物力学机制加以研究。此外，由于目前尚没有完整的理论框架用以解释手法治疗的生理效果，因此有必要在这一领域特别是针对颈椎和胸椎进行更多高质量的研究，才能最终解开手法治疗的显效之谜。

参考文献

Adams, M.A., McMillan, D.W., Green, T.P.and Dolan, P.(1996).Sustained loading generates stress concentrations in lumbar intervertebral discs. Spine, 21(4), 434-438.

Ahern, D.K., Follick, M.J., Council, J.R., Laser-Wolston, N. and Litchman, H. (1988). Comparison of lumbar paravertebral EMG patterns in chronic low back pain patients and non-patient controls. Pain, 34(2), 153-160.

Anderson, R. (1981). Wharton Hood, MD, the rejected father of manual medicine. Archives of the California Chiropractic Association, 5(2), 59-63.

Anderson, R.T. (1983). On doctors and bonesetters in the 16th and 17th centuries. Chiropractic History: The Archives and Journal of the Association for the History of Chiropractic, 3(1), 11.

Behbehani, M.M. (1995). Functional characteristics of the midbrain periaqueductal gray. Progress in Neurobiology, 46(6), 575-605.

Bergmann, T.F. (2005). High-velocity low-amplitude manipulative techniques. In S.Haldeman (Ed.), Principles and Practice of Chiropractic, 3rd edition. McGraw-Hill, 755-766.

Bigos, S.J., Bowyer, O. and Braen, G. (1994). Acute Low Back Problems in Adults. Rockville, MD: US Dept. of Health and Human Services. Public Health Service, Agency for Health Care Policy and Research.

Bogduk, N. and Jull, G. (1985). The theoretical pathology of acute locked back: A basis for manipulative therapy. Manual Medicine, 1(78), 67.

Brennan, P.C. (1995). Review of the systemic effects of spinal manipulation. In M.I.Gatterman (Ed.), Foundations of Chiropractic: Subluxation. St Louis, MO: Elsevier Mosby.

Brodeur, R. (1995). The audible release associated with joint manipulation. Journal of Manipulative and Physiological Therapeutics, 18, 155-164.

Bronfort, G., Haas, M., Evans, R.L. and Bouter, L.M. (2004). Efficacy of spinal manipulation and mobilization for low back pain and neck pain: A systematic review and best evidence synthesis. The Spine Journal, 4(3), 335-356.

Bronfort, G., Haas, M., Evans, R., Kawchuk, G. and Dagenais, S. (2008). Evidence-informed management of chronic low back pain with spinal manipulation and mobilization. The Spine Journal, 8(1), 213-225.

Cao, D.Y., Reed, W.R., Long, C.R., Kawchuk, G.N. and Pickar, J.G. (2013). Effects of thrust amplitude and duration of high-velocity, low-amplitude spinal manipulation on lumbar muscle spindle responses to vertebral position and movement. Journal of Manipulative and Physiological Therapeutics, 36(2), 68-77.

Christian, G.F., Stanton, G.J., Sissons, D., How, H.Y. et al. (1988). Immunoreactive ACTH, [beta]-endorphin, and cortisol levels in plasma following spinal manipulative therapy. Spine, 13(12), 1411-1417.

Colloca, C.J. and Keller, T.S. (2001). Electromyographic reflex responses to mechanical force, manually assisted spinal manipulative therapy. Spine, 26(10), 1117-1124.

Colloca, C.J., Keller, T.S. and Gunzburg, R. (2004). Biomechanical and neurophysiological responses to spinal manipulation in patients with lumbar radiculopathy. Journal of Manipulative and Physiological Therapeutics, 27(1), 1-15.

Conway, P.J.W., Herzog, W., Zhang, Y., Hasler, E.M. and Ladly, K. (1993). Forces required to cause cavitation during spinal manipulation of the thoracic spine. Clinical Biomechanics, 8(4), 210-214.

Corrigan, B. and Maitland, G.D. (1983). Practical Orthopaedic Medicine. Butterworth- Heinemann.

Cramer, G.D., Tuck, N.R., Knudsen, J.T., Fonda, S.D. et al. (2000). Effects of side-posture positioning and side-posture adjusting on the lumbar zygapophysial joints as evaluated by magnetic resonance imaging: A before and after study with randomization. Journal of Manipulative and Physiological Therapeutics, 23(6), 380-394.

Cyriax, J. (1973). Textbook of orthopaedic medicine, Volume II, Treatment by manipulation, massage and injection. American Journal of Physical Medicine and Rehabilitation, 52(1), 46.

Denslow, J.S. (1944). An analysis of the variability of spinal reflex thresholds. Journal of Neurophysiology, 7(4), 207-215.

Denslow, J.S. and Clough, G.H. (1941). Reflex activity in the spinal extensors. Journal of Neurophysiology, 4(6), 430-437.

Denslow, J.S., Korr, I.M. and Krems, A.D. (1947). Quantitative studies of chronic facilitation in human motoneuron pools. American Journal of Physiology - Legacy Content, 150(2), 229-238.

Di Fabio, R.P. (1992). Efficacy of manual therapy. Physical Therapy, 72(12), 853-864.

Di Fabio, R.P. (1999). Manipulation of the cervical spine: Risks and benefits. Physical Therapy, 79(1), 50-65.

Dishman, J.D. and Bulbulian, R. (2000). Spinal reflex attenuation associated with spinal manipulation. Spine, 25(19), 2519-2525.

d'Ornano, J., Conrozier, T., Bossard, D., Bochu, M. and Vignon, E. (1990). Effets des manipulations vertebrales sur la hernie discale lombaire. La Revue de médecine orthopédique, 19, 21-25.

Ernst, E. (2007). Adverse effects of spinal manipulation: A systematic review. Journal of the Royal Society of Medicine, 100(7), 330-338.

Evans, D.W. (2002). Mechanisms and effects of spinal high-velocity, low-amplitude thrust manipulation: Previous theories. Journal of Manipulative and Physiological Therapeutics, 25(4), 251-262.

Evans, D.W. (2010). Why do spinal manipulation techniques take the form they do Towards a general model of spinal manipulation. Manual Therapy, 15(3), 212-219.

Evans, D.W. and Breen, A.C. (2006). A biomechanical model for mechanically efficient cavitation production during spinal manipulation: Prethrust position and the neutral zone. Journal of Manipulative and Physiological Therapeutics, 29(1), 72-82.

Evans, D.W. and Lucas, N. (2010). What is 'manipulation' A reappraisal. Manual Therapy, 15(3), 286-291.

Flynn, T.W., Childs, J.D. and Fritz, J.M. (2006). The audible pop from high-velocity thrust manipulation and outcome in individuals with low back pain. Journal of Manipulative and Physiological Therapeutics, 29(1), 40-45.

Fryer, G., Carub, J. and McIver, S. (2004). The effect of manipulation and mobilisation on pressure pain thresholds in the thoracic spine. Journal of Osteopathic Medicine, 7(1), 8-14.

Gal, J., Herzog, W., Kawchuk, G., Conway, P.J. and Zhang, Y.T. (1997). Movements of vertebrae during manipulative thrusts to unembalmed human cadavers. Journal of Manipulative and Physiological Therapeutics, 20(1), 30-40.

Gibbons, P. and Tehan, P. (2001). Patient positioning and spinal locking for lumbar spine rotation manipulation. Manual Therapy, 6(3), 130-138.

Gillette, R.G. (1986). Potential antinociceptive effects of high-level somatic stimulation: Chiropractic manipulation therapy may coactivate both tonic and phasic analgesic systems. Some recent neurophysiological evidence. Trans Pac Consortium Res, 1, A4.

Gillette, R.G. (1987). A speculative argument for the coactivation of diverse somatic receptor populations by forceful chiropractic adjustments. Manual Medicine, 3, 1-14.

Haldeman, S., Carey, P., Townsend, M. and Papadopoulos, C. (2001). Arterial dissections following cervical manipulation: The chiropractic experience. Canadian Medical Association Journal, 165(7), 905-906.

Haldeman, S., Kohlbeck, F.J. and McGregor, M. (1999). Risk factors and precipitating neck movements causing vertebrobasilar artery dissection after cervical trauma and spinal manipulation. Spine, 24(8), 785-794.

Harvey, E., Burton, A.K., Moffett, J.K., Breen, A. and UK BEAM trial team. (2003). Spinal manipulation for low-back pain: A treatment package agreed by the UK chiropractic, osteopathy and physiotherapy professional associations. Manual Therapy, 8(1), 46-51.

Herzog, W. (2000). The mechanical, neuromuscular, and physiologic effects produced by spinal manipulation. In: Clinical Biomechanics of Spinal Manipulation. Churchill Livingstone.

Herzog, W. (2010). The biomechanics of spinal manipulation. Journal of Bodywork and Movement Therapies, 14(3), 280-286.

Herzog, W. and Symons, B. (2002). The mechanics of neck manipulation with special consideration of the vertebral artery. The Journal of the Canadian Chiropractic Association, 46(3), 134.

Herzog, W., Conway, P.J., Kawchuk, G.N., Zhang, Y. and Hasler, E.M. (1993). Forces exerted during spinal manipulative therapy. Spine, 18(9), 1206-1212.

Herzog, W., Scheele, D. and Conway, P.J. (1999). Electromyographic responses of back and limb muscles associated with spinal manipulative therapy. Spine, 24(2), 146-152.

Herzog, W., Zhang, Y.T., Conway, P.J. and Kawchuk, G.N. (1993). Cavitation sounds during spinal manipulative treatments. Journal of Manipulative and Physiological Therapeutics, 16(8), 523-526.

Hood, W. (1871). On the so-called 'bone-setting', its nature and results. The Lancet, 97(2481), 372-374.

Ianuzzi, A. and Khalsa, P.S. (2005). Comparison of human lumbar facet joint capsule strains during simulated high-velocity, low-amplitude spinal manipulation versus physiological motions. The Spine Journal, 5(3), 277-290.

Jüni, P., Battaglia, M., Nüesch, E., H mmerle, G. et al. (2009). A randomised controlled trial of spinal manipulative therapy in acute low back pain. Annals of the Rheumatic Diseases, 68(9), 1420-1427.

Kandel, E.R., Schwartz, J.H. and Jessell, T.M. (Eds) (2000). Principles of Neural Science, Vol. 4. New York, NY: McGraw-Hill.

Korr, I. M. (1975). Proprioceptors and somatic dysfunction. Journal of the American Osteopathic Association, 74(7), 638-650.

Kos, J., Hert, J. and Sevcik, P. (2001). ［Meniscoids of the intervertebral joints］. Acta chirurgiae orthopaedicae et traumatologiae Cechoslovaca, 69(3), 149-157.

Lederman, E. (1997). Fundamentals of Manual Therapy: Physiology, Neurology, and Psychology. Churchill Livingstone.

Lehman, G.J., Vernon, H. and McGill, S.M. (2001). Effects of a mechanical pain stimulus on erector spinae activity before and after a spinal manipulation in patients with back pain: A preliminary investigation. Journal of Manipulative and Physiological Therapeutics, 24(6), 402-406.

Licht, P.B., Christensen, H.W., H φjgaard, P. and Marving, J. (1997). Vertebral artery flow and spinal manipulation: A randomized, controlled and observer-blinded study. Journal of Manipulative and Physiological Therapeutics, 21(3), 141-144.

Lomax, E. (1975). Manipulative Therapy: A Historical Perspective from Ancient Times to the Modern Era. The Research Status of Spinal Manipulative Therapy. Washington, DC: US Government Printing Office.

Magarey, M.E., Rebbeck, T., Coughlan, B., Grimmer, K., Rivett, D.A. and Refshauge, K. (2004). Premanipulative testing of the cervical spine review, revision and new clinical guidelines. Manual Therapy, 9(2), 95-108.

Maigne, J.Y. and Guillon, F. (2000). Highlighting of intervertebral movements and variations of intradiscal pressure during lumbar spine manipulation: A feasibility study. Journal of Manipulative and Physiological Therapeutics, 23(8), 531-535.

Maigne, J.Y. and Vautravers, P. (2003). Mechanism of action of spinal manipulative therapy. Joint Bone Spine, 70(5), 336-341.

Maigne, R. and Nieves, W.L. (2005). Diagnosis and Treatment of Pain of Vertebral Origin (Vol. 1). Boca Raton, FL: Taylor & Francis.

McCarthy, C.J. (2001). Spinal manipulative thrust technique using combined movement theory. Manual Therapy, 6(4), 197-204.

McFadden, K.D. and Taylor, J.R. (1990). Axial rotation in the lumbar spine and gaping of the zygapophyseal joints. Spine, 15(4), 295-299.

Meal, G.M. and Scott, R.A. (1986). Analysis of the joint crack by simultaneous recording of sound and tension. Journal of Manipulative and Physiological Therapeutics, 9(3), 189-195.

Melzack, R. and Wall, P.D. (1967). Pain mechanisms: A new theory. Survey of Anesthesiology, 11(2), 89-90.

Mercer, S. and Bogduk, N. (1993). Intra-articular inclusions of the cervical synovial joints. Rheumatology, 32(8), 705-710.

Nadgir, R.N., Loevner, L.A., Ahmed, T., Moonis, G. et al. (2003). Simultaneous bilateral internal carotid and vertebral artery dissection following chiropractic manipulation: Case report and review of the literature. Neuroradiology, 45(5), 311-314.

Nyberg, F., Sharma, H.S. and Wiesenfeld-Hallin, Z. (1995). Neuropeptides and spinal cord reflexes. Neuropeptides in the Spinal Cord, 104, 271.

Oliphant, D. (2004). Safety of spinal manipulation in the treatment of lumbar disk herniations: A systematic review and risk assessment. Journal of Manipulative and Physiological Therapeutics, 27(3), 197-210.

Panjabi, M., Dvorak, J., Duranceau, J., Yamamoto, I., Gerber, M., Rauschning, W. and Bueff, H. U. (1988). Three-dimensional movements of the upper cervical spine. Spine, 13(7), 726-730.

Pettman, E. (2007). A history of manipulative therapy. Journal of Manual and Manipulative Therapy, 15(3), 165-174.

Pickar, J.G. (2002). Neurophysiological effects of spinal manipulation. The Spine Journal, 2(5), 357-371.

Potter, L., McCarthy, C. and Oldham, J. (2005). Physiological effects of spinal manipulation: A review of proposed theories. Physical Therapy Reviews, 10(3), 163-170.

Puentedura, E.J., March, J., Anders, J., Perez, A. et al. (2012). Safety of cervical spine manipulation: Are adverse events preventable and are manipulations being performed appropriately A review of 134 case reports. Journal of Manual and Manipulative Therapy, 20(2), 66-74.

Refshauge, K.M., Parry, S., Shirley, D., Larsen, D., Rivett, D.A. and Boland, R. (2002). Professional responsibility in relation to cervical spine manipulation. Australian Journal of Physiotherapy, 48(3), 171-179.

Rivett, D.A. (2006). Adverse events and the vertebral artery: Can they be averted Manual Therapy, 11(4), 241-242.

Roston, J.B. and Wheeler Haines, R. (1947). Cracking in the metacarpo-phalangeal joint. Journal of Anatomy, 81(2), 165.

Rubinstein, S.M., van Middelkoop, M., Assendelft, W. J., de Boer, M.R. and van Tulder, M.W. (2011). Spinal manipulative therapy for chronic low-back pain. Cochrane Database of Systematic Reviews, 16(2).

Sanders, G.E., Reinert, O., Tepe, R. and Maloney, P. (1990). Chiropractic adjustive manipulation on subjects with acute low back pain: Visual analog pain scores and plasma beta-endorphin levels. Journal of Manipulative and Physiological Therapeutics, 13(7), 391-395.

Sandoz, R. (1969). The significance of the manipulative crack and of other articular noises. Annals of the Swiss Chiropractic Association, 4, 47-68.

Sandoz, R. (1976). Some physical mechanisms and effects of spinal adjustments. Annals of the Swiss

Chiropractic Association, 6(2), 91-142.

Satpute, A.B., Wager, T.D., Cohen-Adad, J., Bianciardi, M. et al. (2013). Identification of discrete functional subregions of the human periaqueductal gray. Proceedings of the National Academy of Sciences, 110(42), 17101-17106.

Schiotz, E.H. and Cyriax, J. H. (1975). Manipulation Past and Present: With an Extensive Bibliography. London: Heinemann Medical.

Shekelle, P.G., Adams, A.H., Chassin, M.R., Hurwitz, E.L. and Brook, R.H. (1992). Spinal manipulation for low-back pain. Annals of Internal Medicine, 117(7), 590-598.

Solomonow, M., Zhou, B.H., Harris, M., Lu, Y. and Baratta, R.V. (1998). The ligamento- muscular stabilizing system of the spine. Spine, 23(23), 2552-2562.

Song, X.J., Gan, Q., Cao, J.L., Wang, Z.B. and Rupert, R.L. (2006). Spinal manipulation reduces pain and hyperalgesia after lumbar intervertebral foramen inflammation in the rat. Journal of Manipulative and Physiological Therapeutics, 29(1), 5-13.

Stelle, R., Zeigelboim, B.S., Lange, M.C. and Marques, J.M. (2014). Influence of osteopathic manipulation on blood flow velocity of the cerebral circulation in chronic mechanical neck pain. Revista Dor, 15(4), 281-286.

Suter, E., Herzog, W., Conway, P.J. and Zhang, Y.T. (2005). Reflex response associated with manipulative treatment of the thoracic spine. Manuelle Medizin, 43(5), 305-310.

Symons, B.P., Herzog, W., Leonard, T. and Nguyen, H. (2000). Reflex responses associated with activator treatment. Journal of Manipulative and Physiological Therapeutics, 23(3), 155-159.

Symons, B.P., Leonard, T. and Herzog, W. (2002). Internal forces sustained by the vertebral artery during spinal manipulative therapy. Journal of Manipulative and Physiological Therapeutics, 25(8), 504-510.

Thomson, O., Haig, L. and Mansfield, H. (2009). The effects of high-velocity low-amplitude thrust manipulation and mobilisation techniques on pressure pain threshold in the lumbar spine. International Journal of Osteopathic Medicine, 12(2), 56-62.

Triano, J. (2000). The mechanics of spinal manipulation. In W. Herzog (Ed.), Clinical Biomechanics of Spinal Manipulation. Churchill Livingstone, 92-190.

Triano, J.J. (1992). Studies on the biomechanical effect of a spinal adjustment. Journal of Manipulative and Physiological Therapeutics, 15(1), 71.

Triano, J.J. (2001). Biomechanics of spinal manipulative therapy. The Spine Journal, 1(2), 121-130.

Triano, J.J., Brennan, P.C. and McGregor, M. (1991). A study of threshold response to thoracic manipulation. In: Proceedings of the 1991 International Conference on Spinal Manipulation, Arlington, Virginia.

Unsworth, A., Dowson, D. and Wright, V. (1971). 'Cracking joints': A bioengineering study of cavitation in the metacarpophalangeal joint. Annals of the Rheumatic Diseases, 30(4), 348.

Vernon, H. (2000). Qualitative review of studies of manipulation-induced hypoalgesia. Journal of Manipulative and Physiological Therapeutics, 23(2), 134-138.

Vernon, H.T., Aker, P., Burns, S., Viljakaanen, S. and Short, L. (1990). Pressure pain threshold evaluation of the effect of spinal manipulation in the treatment of chronic neck pain: A pilot study. Journal of Manipulative and Physiological Therapeutics, 13(1), 13-16.

Vernon, H.T., Dhami, M.S., Howley, T.P. and Annett, R. (1986). Spinal manipulation and beta-endorphin: A controlled study of the effect of a spinal manipulation on plasma beta-endorphin levels in normal males. Journal of Manipulative and Physiological Therapeutics, 9(2), 115-123.

Vernon, H. and Mrozek, J. (2005). A revised definition of manipulation. Journal of Manipulative and Physiological Therapeutics, 28(1), 68-72.

Vicenzino, B., Collins, D. and Wright, A. (1996). The initial effects of a cervical spine manipulative physiotherapy treatment on the pain and dysfunction of lateral epicondylalgia. Pain, 68(1), 69-74.

Vincenzino, B., Collins, D. and Wright, A. (1998). An investigation of the interrelationship between manipulative therapy-induced hypoalgesia and sympathoexcitation. Journal of Manipulative Physiology Therapeutics, 21(7), 448-453.

Waddell, G. (1996). Low back pain: A twentieth century health care enigma. Spine, 21(24), 2820-2825.

Watson, P., Kernohan, W.G. and Mollan, R.A.B. (1989). A study of the cracking sounds from the metacarpophalangeal joint. Proceedings of the Institution of Mechanical Engineers, Part H: Journal of Engineering in Medicine, 203(2), 109-118.

Wiese, G. and Callender, A. (2005). History of Spinal Manipulation: Principles and Practice of Chiropractic, 3rd edition. New York: McGraw-Hill.

Wieting, J.M. and Cugalj, A.P. (2008). Massage, traction, and manipulation. eMedicine. Available at http: // emedicine.medscape.com/article/324694-overview (accessed 18 December 2016).

Wilder, D.G., Pope, M.H. and Frymoyer, J.W. (1988). The biomechanics of lumbar disc herniation and the effect of overload and instability. Journal of Spinal Disorders and Techniques, 1(1), 16-32.

Withington, E.T. (1948). Hippocrates: With an English Translation. Cambridge, MA: Harvard University Press.

Wright, A. (1995). Hypoalgesia post-manipulative therapy: A review of a potential neurophysiological mechanism. Manual Therapy, 1(1), 11-16.

Wyke, B. (1979). Neurology of the cervical spinal joints. Physiotherapy, 65(3), 72.

第二章

手法治疗的神经生理学基础

中枢效应

手法治疗可在脊髓和皮层水平引起多种神经生理学效应,包括易化或敏化,即后角神经元对传入冲动的兴奋性或反应性增强的一种现象。脊椎节段之间的位置变化会引起生物力学过载,继而导致椎旁组织中机械或化学敏感神经元传入信号的改变。这些传入冲动的改变,可以通过直接影响反射活动和/或通过影响中枢神经调节,来改变神经系统的整合(Pickar,2002)。

Denslow、Korr 和 Krems(1947)最早对这一现象进行了研究。研究结果表明,由于受到来自节段性功能失调的肌肉组织感觉输入的冲击,运动神经元可能处于一种易化状态。中枢易化作用扩大了中枢神经元的接受区,并允许无害的机械刺激进入中枢疼痛通路(Woolf,1994)。从本质上来说,这意味着阈下刺激可能会因为中枢敏感性增强而变成疼痛性感受。脊椎手法治疗可以通过改变关节生物力学(Pickar,2002)和/或通过从肌梭和细的神经纤维向脊髓输入大量冲动,使运动神经元处于"沉默"状态,从而抑制这种易化作用(Korr,1975)。

Melzack 和 Wall(1965)的门控理论认为,脊髓的后角存在门控机制,在传递感觉信息的同时也对这些信息进行调节。痛觉传入纤维是直径较小的 A γ 和 C 类纤维,这些纤维传递的痛觉信号往往会打开这个闸门,从而将痛觉信息传递到中枢。而大直径的 A β 类非痛觉感受纤维(来自关节囊机械感受器,二级肌梭传入纤维和皮肤机械性感受器)则倾向于关闭闸门来阻止痛觉向中枢传递,这种调节发生在后角的胶质层。简言之,A β 类纤维进入板层 Ⅱ 和 Ⅴ,刺激位于板层 Ⅱ 的抑制性神经元(与板层 Ⅴ 相连接);而 A γ 和 C 类纤维则进入板层 Ⅴ。最终,疼痛的中枢传递是这些相反刺激之间获得平衡的结果(Potter、McCarthy 和 Oldham,2005;Kandel、Schwartz 和 Jessell,2000)。

高速低幅技术可能是通过作用于关节和肌梭的机械感受器，产生一连串非痛觉刺激并经 Aβ 类纤维传入脊髓后角，通过门控机制来抑制由 C 类纤维传导的痛觉输入（Besson and Chaouch，1987）。

皮层 / 运动神经元效应

Dishman、Ball 和 Burke（2002）发表了一篇文章，对他们之前的部分研究结果提出了质疑。在随后的论文中，他们指出 H– 反射技术容易受到突触前抑制反射通路传入支的影响。通过使用经颅磁刺激直接测量皮质脊髓输入对运动神经元的影响，他们发现在进行手法治疗后，运动神经元的兴奋性有短暂的增加（20~60 秒）。这篇论文进一步支持了脊椎手法治疗通过激活 α – 运动神经元而最终导致短暂肌肉收缩的理论。

下行通路也会影响痛觉感知，刺激导水管周围灰质可通过导水管周围灰质（PAG）中的下行通路产生镇痛作用（Morgan，1991）。刺激背侧导水管周围灰质（dPAG）可产生对机械性痛觉的选择性抑制，而温度痛觉则是受到腹侧导水管周围灰质（vPAG）调节的。众所周知，交感神经兴奋是由刺激背侧导水管周围灰质（dPAG）引起的，而交感神经抑制则是由刺激腹侧导水管周围灰质（vPAG）引起的（Morgan，1991）。脊椎手法操作的镇痛机制可能就是激活了背侧导水管周围灰质（dPAG）下行通路。Sterling、Jull 和 Wright（2001）通过比较 C5/6 节段的高速低幅手法治疗（HVLA）组和假干预（接触患者但无动作）组的疼痛和交感神经冲动传出的变化，证明 HVLA 手法通过提升痛阈来产生机械镇痛效果。此外，HVLA 还能通过增加交感神经冲动的传出，使局部血管收缩，血流减少，皮肤温度降低，皮肤电导增加，但在这项实验中热痛阈并没有发生改变。这种选择性的机械镇痛作用和交感神经兴奋现象，说明通过激活背侧导水管周围灰质（dPAG）下行通路实现镇痛的理论是可信的。Vincenzino、Collins 和 Wright（1998）对肱骨上髁炎患者进行了类似的实验，再次证实了颈椎高速低幅的手法治疗（HVLA）会产生对机械刺激的选择性镇痛并使交感神经兴奋，进一步证明了脊椎手法操作可能通过激活背侧导水管周围灰质（dPAG）下行通路而影响疼痛感知。但是，这并不能最终证明手法操作能直接激活背侧导水管周围灰质（dPAG）通路，只能说明高速低幅手法治疗（HVLA）的作用与背侧导水管周围灰质（dPAG）被激活的效果相似。综上所述，基于两者之间的合理联系，可以推测高速低幅手法治疗（HVLA）可能导致背侧导水管周围灰质（dPAG）下行通路的激活，进而产生镇痛效应。

参考文献

Besson, J.-M. and Chaouch, A. (1987). Peripheral and spinal mechanisms of nociception. Physiology Review, 67(1), 67-186.

Denslow, J.S., Korr, I.M. and Krems, A.D. (1947). Quantitative studies of chronic facilitation in human motoneuron pools. American Journal of Physiology, 150, 229-38.

Dishman, J.D., Ball, K.A. and Burke, J. (2002). Central motor excitability changes after spinal manipulation: A transcranial magnetic stimulation study. Journal of Manipulative and Physiological Therapeutics, 25, 1-10.

Kandel, E.R., Schwartz, J.H. and Jessell, T.M. (2000). Principles of Neural Science, 4th edition. London: McGraw-Hill.

Korr, I.M. (1975). Proprioceptors and somatic dysfunction. Journal of the American Osteopathic Association, 74, 638-650.

Melzack, R. and Wall, P.D. (1965). Pain mechanisms: A new theory. Science, 150, 971-979.

Morgan, M.M. (1991). Differences in antinociception evoked from dorsal and ventral regions of the caudal periaqueductal gray matter. In A. Depaulis and R. Bandlier (Eds), The Midbrain Periaqueductal Gray Matter. New York, NY: Plenum.

Pickar, J.G. (2002). Neurophysiological effects of spinal manipulation. The Spine Journal 2, 357-371.

Potter, L., McCarthy, C. and Oldham, J. (2005). Physiological effects of spinal manipulation: A review of proposed theories. Physical Therapy Reviews, 10, 163-170.

Sterling, M., Jull, G. and Wright, A. (2001). Cervical mobilisation: Concurrent effects on pain, sympathetic nervous system activity and motor activity. Manual Therapy 6, 72-81.

Vincenzino, B., Collins, D. and Wright, A. (1998). An investigation of the interrelationship between manipulative therapy-induced hypoalgesia and sympathoexcitation. Journal of Manipulative and Physiological Therapeutics, 21, 448-453.

Woolf, C.J. (1994). The dorsal horn: State-dependent sensory processing and the generation of pain. In P.D. Wall and R. Melzack (Eds), Textbook of Pain, 3rd edition. Edinburgh: Churchill Livingstone.

第三章

手法治疗对筋膜的作用

简介

筋膜是遍布整个人体的网状组织，发挥调节全身张力和弹性的作用（Findley 等，2012）。目前，已有多种针对筋膜痛和功能障碍的治疗手法。虽然这些手法治疗的操作技术各不相同，但是可以大致分为两类：第一类为肌筋膜放松类技术（如软组织手法），第二类为手法操作类技术（如高速低幅手法）（Simmonds、Miller 和 Gemmell，2012）。通常，我们可以使用这些技术治疗肌肉骨骼系统疾患并解决部分内脏问题，包括扭伤、肌腱炎、周围神经病变、胃炎、腹痛、痛经和肠易激综合征等（Stecco 和 Stecco，2010）。

关于这些手法技术的科学研究仍在继续，并已获得许多进展（Pedrelli、Stecco 和 Day，2009；Day、Stecco 和 Stecco，2009；Oulianova，2011；Harper、Steinbeck 和 Aron，2016）。尽管相关研究进行得如火如荼，却仍然没有弄清楚手法治疗究竟会对筋膜产生怎样的作用。很多学者声称手法治疗可以改变筋膜的密度、张力、黏滞性和排列等（Cantu 和 Grodin，1992；Ward，1993；Paoletti，2002），但他们最认可的解释主要涉及筋膜的压力适应性。

鉴于缺乏基于科学证据的坚实理论，本章将回顾目前关于手法治疗对筋膜影响的理论。此外，还将讨论复杂的筋膜及其在人体中的作用。

什么是筋膜？

筋膜是覆盖于全身皮下的白色纤维组织中最重要的组成部分。它是一层连续的薄膜——由结缔组织组成——在包裹全身的同时，又将身体的各个部分分开（O'Connell，2003）。筋膜形成一个广泛的膜质连续体、一个遍及全身的三维支撑结构，是一个由纤维胶原组织构成的交联网络，可移动、连接和感应身体所有重要器官和神经纤维、血管、肌肉、骨骼等（Thomas 和 Robet，2009）。

筋膜具有连接、沟通、协调全身各部分的功能（Langevin，2006），为由各类特殊细胞和组织构成的代谢活性系统提供持续的生理支持（McGechie，2010）。筋膜的结构完整性非常重要，因为完整的结构有助于人体应对机械应力，保持姿势和运动（O'Connell，2003；Stecco 和 Stecco，2010）。综上所述，筋膜通过多种方式支持机体，如增加关节稳定性，促进运动，帮助组织损伤修复，防止感染，影响血流动力学和各种生化过程。

筋膜有三层：浅层、深层（肌肉层）和浆膜下层（内脏层）。

表 3.1　筋膜的不同层次

名称	特征
表层筋膜	· 膜状外观的胶原蛋白网 · 在全身形成保护层 · 由含有弹性蛋白、胶原蛋白和部分脂肪组织的皮下结缔组织组成 · 面部、手掌和足底无分布
深层筋膜	· 覆盖所有肌肉的一层纤维结缔组织 · 缺乏脂肪组织，形成腔室、器官结构 · 包络所有骨骼，包括各种器官和腺体，在肌肉和神经中特化
内脏层筋膜	· 由网状纤维构成的薄层纤维膜 · 覆盖、支撑和润滑器官 · 将肌肉包裹在结缔组织层中

引自：O'Connell（2003）；Lancerotto 等（2011）；Findley 等（2012）

手法治疗对筋膜的作用

机械效应

手法治疗会对筋膜产生机械作用（Paoletti，2002；Ward，1993；Cantu 和 Grodin，1992），被认为可以通过改变筋膜的力学性质如密度、张力、排列和黏滞性等，来改善机体的平衡、运动和姿势（Smith，2005；Stanborough，2004；DellaGrotte 等，2008）。然而，这些理论大多基于筋膜具备压力适应性，以及在肌肉间传递机械力的特性（Huijing，2009）。

筋膜会因为急性炎症而绷紧并失去弹性，同时也可能由于长期的固定姿势而短缩，这些变化都会阻碍筋膜的伸展。当筋膜紧张或短缩时，日常活动中本来拉伸筋膜的正常行为就可能导致血管和神经等身体远端敏感部位疼痛（Findley 等，2012）。骨科医师和手法治疗师认为，只要采用适当的手法放松紧张的筋膜，疼痛区域的压力就会降低，血液循环也随之恢复正常（Walton，2008；Findley 等，2012）。部分手法治疗师也发现，使用软组织手法对局部紧张的筋膜进行治疗后，该区域的筋膜就会出现明显的放松（Juhan，1987；Ward，1993；Stecco，2004）。这种组织放松感被认为与筋膜交联的断裂有关，同时由于细胞外基质从黏稠的凝胶态变为溶胶态，以及筋膜的其他被动黏滞性变化都使局部组织松弛下来（Stanborough，2004；Juhan，1987；Stecco，2004）。

然而，对筋膜黏弹性显著变化的解释一直存在很大争议，因为目前还不清楚，既定的操作技术所施加的机械力和持续作用时间是否足以引发这种效应。尽管部分研究者（Sucher 等，2005；Stecco，2004）支持这一解释，但是也有人（Threlkeld，1992；Schleip，2003b）提出反对意见。Chaudhry 等对这一问题进行了全面研究，发现阔筋膜和足底筋膜非常坚韧，需要极大的力量才能产生仅 1% 的压缩和剪切变化。学者们反倒认为这种明显的组织放松感更像是反射性改变的结果，如组织张力的变化，或在更柔软的组织内，扭力或伸展力的变化。

总的来说，我们仍需要针对筋膜手法治疗的机械效应原理进行更多的研究。

压电效应

电控（charge-based）机制很长一段时间被用来解释手法治疗对筋膜的作用。此理论认为，筋膜具有压电特性，也就是说，它能将机械力转化为电能，并能借助电能来进行内外环境的沟通（Barnes，1997；Simmonds 等，2012）。该理论假设手法治疗是通过筋膜的压电效应使其力学特性发生改变的（Findley 等，2012）。

O'Connell（2003）建立了一个生物电模型来解释这一理论。当压力和拉力导致肌肉骨骼系统损伤时，在富含胶原蛋白的筋膜中的生物电位变化会引发一系列反应。这种生物电的改变也会影响细胞外液的成分，使得细胞外液的电荷与极性状态发生改变，最终影响筋膜的运动。O'Connell 认为，无论是内源性还是外源性损伤所带来的躯体功能障碍，都可以通过手法治疗技术，特别是肌筋膜放松技术来治疗。这些技术涉及对紧张的组织施加压力和张力。为了弄清楚筋膜的改变形式，他们尝试在受限与正常部位之间依序施加外力。当对筋膜施力的操作点位恰好位于受限部位时，筋膜会立刻做出反应，通过胶原纤维产生微弱的电位变化，最终使筋膜的紧张度下降，运动恢复正常。

然而，关于筋膜究竟是否具备压电特性这一观点长久以来存在争议（Ahn 和 Grodzinsky，2009；Findley，2011）。Rivard 等使用二次谐波（SHG）显微镜研究发现，筋膜有一种非同心圆（压电）结构，遂将筋膜描述为一种纳米随机极化晶体。另一方面，Langevin 虽然没有否定筋膜的压电效应，但指出相关的证据仍然非常有限。此外，作者认为目前尚不清楚筋膜是否能在体内传递微电流；即使能够传递微电流，这些生物电的变化对生物力学的变化是否具有重要意义也尚无定论。

综上所述，尽管筋膜压电理论尚未得以证实，但这一理论仍是筋膜领域的重要研究成果。因此，为了判断筋膜的压电效应是否具有显著的临床意义，还需要进行更多、更深入的研究。

神经生理学效应

神经生理学机制主要用于解释手法操作对筋膜所产生的即时和持续的治疗效果。1985 年，Cottingham 提出筋膜纤维内的高尔基（Golgi）感受器能被手法操作所激活，随后相关神经生理学机制开始在科学界受到广泛关注。Cottingham 认为，当肌筋膜被缓慢牵拉时，高尔基感受器使特定的 α-运动神经元的放电频率降低，最终使相关组织的张力发生变化。虽然部分学者（Schleip，1989；Ward，1993）接受了这一观点，但是随后的研究发现，被动牵伸并不足以激活高尔基感受器（Jami，1992；Lederman，1997）。Lederman 研究发现，只有当肌肉主动收缩时，才能产生足以激活高尔基感受器的刺激。但是，Schleip 并不排斥高尔基感受器可以被强力的深层组织操作手法所激活的观点。作者推测，针对深层组织的操作手法能够影响那些位于高尔基腱器官外的感受器，而这部分感受器恰恰是我们研究所忽略的薄弱环节。

另一个经常被用于解释神经生理学机制的模型是筋膜的可塑性，由 Schleip 提出。这一模型基于 Yahia 等的早期研究成果：筋膜内密集分布了三组机械感受器。Schleip 假设第一组感受器中的帕西尼（Pacini）小体可能会受

HVLA 手法的影响；第二组感受器中的鲁非尼（Ruffini）小体则与剪切力（侧向拉伸）有关，会对肌筋膜的慢速变化产生反应；第三组机械感受器是具有自律性的间质受体（Ⅲ类、Ⅳ类传入感受器）。Schleip 提出软组织手法治疗技术通过刺激筋膜内的机械感受器进而影响本体感受器，他假设当这些机械感受器受刺激时会导致传递到中枢神经系统的本体感受信号发生改变。当传入中枢神经系统的信号发生改变时，中枢会重置 γ - 运动系统，最终导致肌肉张力的变化。此外，Schleip 认为，刺激机械感受器，如 Ruffini 小体或间质受体，可引起交感神经张力变化和 / 或局部血管扩张。

筋膜可塑性的模型原本是用来解释软组织手法的，但是通过回顾 Schleip 的研究，Simmonds 等认为该模型也可用于解释 HVLA 操作。Simmonds 等假设软组织手法操作技术和 HVLA 手法操作技术的神经生理学基础是相同的，这两种疗法的效果处于连续效应谱的两端。此外，关于脊椎手法操作，他们认为，Schleip 提出的中枢神经系统和自主神经系统反馈通路中的独立"回路"是通过背侧导水管周围灰质（dPAG）连接的。

虽然筋膜神经动力学的确切细节尚未得到充分探讨，但综上所述，可以认为筋膜可能在伤害性感受和机械性感受中发挥关键作用，具体机制有待进一步深入研究。

小结

本章回顾了筋膜手法治疗可能产生的三种效应，虽然这里讨论的效应（作用）尚不明确，但根据回顾，可以找到很多研究结论证明手法治疗确实能对筋膜产生作用，因而有必要对筋膜手法治疗的疗效和影响因素做进一步研究。

参考文献

Ahn, A.C. and Grodzinsky, A.J. (2009). Relevance of collagen piezoelectricity to 'Wolff's Law': A critical review. Medical Engineering and Physics, 31(7), 733-741.

Barnes, M.F. (1997). The basic science of myofascial release: Morphologic change in connective tissue. Journal of Bodywork and Movement Therapies, 1(4), 231-238.

Cantu, R.I. and Grodin, A.J. (1992). Myofascial Manipulation: Theory and Clinical Application. Gaithersburg, MD: Aspen Publishers.

Chaudhry, H., Schleip, R., Ji, Z., Bukiet, B., Maney, M. and Findley, T. (2008). Threedimensional mathematical model for deformation of human fasciae in manual therapy. The Journal of the American Osteopathic

Association, 108(8), 379-390.

Cottingham, J.T. (1985). Healing through Touch: A History and a Review of the Physiological Evidence. Rolf Institute.

Day, J.A., Stecco, C. and Stecco, A. (2009). Application of Fascial Manipulation c technique in chronic shoulder pain - Anatomical basis and clinical implications. Journal of Bodywork and Movement Therapies, 13(2), 128-135.

DellaGrotte, J., Ridi, R., Landi, M. and Stephens, J. (2008). Postural improvement using core integration to lengthen myofascia. Journal of Bodywork and Movement Therapies, 12(3), 231-245.

Findley, T., Chaudhry, H., Stecco, A. and Roman, M. (2012). Fascia research: A narrative review. Journal of Bodywork and Movement Therapies, 16(1), 67-75.

Findley, T.W, (2011). Fascia research from a clinician/scientist's perspective. International Journal of Therapeutic Massage and Bodywork, 4(4), 1.

Harper, B., Steinbeck, L. and Aron, A. (2016). The effect of adding Fascial Manipulation R to the physical therapy plan of care for low back pain patients. Journal of Bodywork and Movement Therapies, 1(20), 148-149.

Huijing, P.A. (2009). Epimuscular myofascial force transmission: A historical review and implications for new research. International Society of Biomechanics Muybridge Award Lecture, Taipei, 2007. Journal of Biomechanics, 42(1), 9-21.

Jami, L. (1992). Golgi tendon organs in mammalian skeletal muscle: Functional properties and central actions. Physiological Reviews, 72(3), 623-666.

Juhan, D. (1987). Job's Body: A Handbook for Bodywork. Barrytown, NY: Station Hill Press.

Lancerotto, L., Stecco, C., Macchi, V., Porzionato, A., Stecco, A. and De Caro, R. (2011). Layers of the abdominal wall: Anatomical investigation of subcutaneous tissue and superficial fascia. Surgical and Radiologic Anatomy, 33(10), 835-842.

Langevin, H.M. (2006). Connective tissue: A body-wide signaling network. Medical Hypotheses, 66(6), 1074-1077.

Lederman, E. (1997). Fundamentals of Manual Therapy. Edinburgh: Churchill Livingstone.

LeMoon, K. (2008). Terminology used in fascia research.Journal of Bodywork and Movement Therapies, 12(3), 204-212.

McGechie, D. (2010). The connective tissue hypothesis for acupuncture mechanisms.Journal of Chinese Medicine, 93, 14.

O'Connell, J.A. (2003). Bioelectric responsiveness of fascia: A model for understanding the effects of manipulation. Techniques in Orthopaedics, 18(1), 67-73.

Oulianova, I. (2011). An Investigation into the Effects of Fascial Manipulation on Dysmenorrhea (Doctoral dissertation, RMTBC).

Paoletti, S. (2002). Les fascias: Role des tissues dans la mecanique humaine. Sully.

Pedrelli, A., Stecco, C. and Day, J.A. (2009). Treating patellar tendinopathy with Fascial Manipulation. Journal of Bodywork and Movement Therapies, 13(1), 73-80.

Rivard, M., Laliberté, M., Bertrand-Grenier, A., Harnagea, C., Pfeffer, C.P., Vallières, M., StPierre, Y., Pignolet, A., El Khakani, M.A. and Légaré, F. (2011). The structural origin of second harmonic generation in fascia. Biomedical Optics Express, 2(1), 26-36.

Schleip, R. (1989). A new explanation of the effect of Rolfing. Rolf Lines, 15(1), 18-20.

Schleip, R. (2003a). Fascial plasticity: A new neurobiological explanation: Part 1. Journal of Bodywork and Movement Therapies, 7(1), 11-19.

Schleip, R. (2003b). Fascial plasticity: A new neurobiological explanation Part 2. Journal of Bodywork and

Movement Therapies, 7(2), 104-116.

Simmonds, N., Miller, P. and Gemmell, H. (2012). A theoretical framework for the role of fascia in manual therapy. Journal of Bodywork and Movement Therapies, 16(1), 83-93.

Smith, J. (2005). Structural Bodywork. Edinburgh: Elselvier.

Stanborough, M. (2004). Direct Release Myofascial Technique: An Illustrated Guide for Practitioners. Churchill Livingstone.

Stecco, L. and Stecco, A. (2010). The Fascial Manipulation c Technique and its biomechanical model-a guide to the human fascial system. Available at http: //citeseerx.ist.psu.edu/ viewdoc/download doi=10.1.1.608.51 64&rep=rep1&type=pdf (accessed 27 March 2016).

Stecco, L. (2004). Fascial Manipulation for Musculoskeletal Pain. Padova: Piccin.

Sucher, B.M., Hinrichs, R.N., Welcher, R.L., Quiroz, L.D., Laurent, B.F.S. and Morrison, B.J. (2005). Manipulative treatment of carpal tunnel syndrome: Biomechanical and osteopathic intervention to increase the length of the transverse carpal ligament: Part 2. Effect of sex differences and manipulative 'priming'. The Journal of the American Osteopathic Association, 105(3), 135-143.

Thomas, F. and Robet, S. (2009). Introduction in Fascia Research II, Amsterdam Basic Science and Implications for Conventional and Complementary Health Care. Elsevier Press.

Threlkeld, A.J. (1992). The effects of manual therapy on connective tissue. Physical Therapy, 72(12), 893-902.

Walton, A. (2008). Efficacy of myofascial release techniques in the treatment of primary Raynaud's phenomenon. Journal of Bodywork and Movement Therapies, 12(3), 274-280.

Ward, R.C. (1993). Myofascial release concepts. In V. Basmajian and R. Nyberg (Eds), Rational Manual Therapies. Baltimore, MD: Williams & Wilkins.

Yahia, L.H., Rhalmi, S., Newman, N. and Isler, M. (1992). Sensory innervation of human thoracolumbar fascia: An immunohistochemical study. Acta Orthopaedica Scandinavica, 63(2), 195-197.

第四章

安全与患者筛查

简介

手法操作作为一种针对肌肉骨骼系统疾患的治疗方法，只要操作合理、规范，技巧应用得当，就是相对安全、有效的。但同其他治疗方法一样，手法操作并非绝对安全，也有禁忌证存在。虽然严重不良事件的发生率较低（Coulter，1998），但是在使用手法对诸如内脏疾病、关节炎、椎间盘突出、神经损伤和椎动脉综合征等进行治疗时，需要特别谨慎（Ernst，2007）。

在过去的几十年里，手法操作者借助临床规范和治疗原则筛查有潜在风险的患者（Rivett、Thomas 和 Bolton，2005）。如果患者存在临床规范和治疗原则中所明示的绝对禁忌证和危险指征，则治疗师绝对不能对其进行手法操作。此外，针对那些存在相对禁忌证的患者，可以通过合理调整干预措施，来避免不必要的风险（Puentedura 等，2012）。

充足的临床判断经验、熟练的手法技巧和准确的手法操作，能最大限度地预防不良反应的发生。在手法治疗过程中，一旦出现不良反应，就要立即停止相关治疗，这一点也非常重要（Refshauge 等，2002）。

决定手法治疗技术合理性的要素包括详细的病史采集、全面的查体以及对患者既往和现存症状的评估（Rivett 等，2005）。包括实验室检查、影像学检查、骨科检查、神经科检查、视诊和触诊在内的综合评估，能帮助我们判断手法治疗的安全性和有效性。在治疗过程中及时的再次评估、有效的医患沟通、支持性和辅助性的手段、康复和预防性训练、患者的教育和咨询等，都是良好的临床管理要素（World Health Organization，2005）。

但是，近年来用于评估风险的原则和规范广遭诟病（Rivett 等，2005），甚至连操作前检查的充分性和合理性也饱受质疑（Refshauge，2001），因为部分研究发现操作前检查存在较多的假阳性和假阴性结果（Bolton、Stick 和

Lord，1989；Cote 等，1995；Westaway、Stratford 和 Symons，2003）。而这种试验结果的不一致性，被认为在很大程度上与缺乏精确、可靠的筛查工具有关（Puentedura 等，2012）。所以，如何建立完善的临床标准以指导实践，以及如何发展适度、合理的预防策略仍然任重而道远。

本章旨在回顾到目前为止提出的有关手法操作的并发症和禁忌证，并说明各种需要对治疗方式进行改良的临床情况。

脊柱手法治疗的并发症

通常认为，针对脊椎生物力学问题的手法治疗是一种安全有效的治疗方式。但像所有的保守治疗一样，手法治疗也有可能造成并发症，我们仍不清楚其可能造成严重不良事件的风险究竟有多大（Di Fabio，1999）。

导致并发症和不良事件的原因：

- 缺乏相关知识
- 误诊
- 查体不充分
- 临床判断错误
- 缺乏专业合作
- 技术应用不合理
- 缺乏合理的技术和态度
- 不必要或过度的手法操作
- 颈椎部位的手法操作
- 椎间盘髓核脱出
- 动脉硬化疾病
- 凝血障碍

引自：Shekelle 等（1991）；Henderson（1992）；Refshauge 等（2002）

整脊治疗师往往会低估手法操作带来致命性并发症的风险（Killinger，2004），他们总是将这些并发症归因于错误的临床判断、不成熟的技巧或不合理的技术应用（Haneline 和 Triano，2005）。但是最近的几项系统回顾强调了一系列颈椎手法操作带来的严重不良事件，并认为手法操作确实可能导致严重的并发症（Ernst，2007；Gouveia、Castanho 和 Ferreira，2009；Puentedura 等，2012）。然而这些结论大多由流行病学推演而出，对于严重并发症的记载大多也仅基于个案报道以及前瞻性或回顾性研究。基于已发表文献不难看出，由手法操作造成严重并发症和不良事件的发生率是极低的（Coulter，1998；Haldeman 等，2001；Gouveia 等，2009），所以手法操作和副作用之间并没有直接的因果关系。

表 4.1　脊椎手法治疗的严重不良事件

严重性	并发症	频率	参考文献
轻度到中度	・局部不适 ・无力 ・疼痛加剧 ・放射痛 ・感觉异常 ・头痛 ・视力障碍 ・僵硬 ・疲劳 ・眩晕 ・意识丧失	33%~61%	Gouveia 等（2009）
严重	・中风 ・椎动脉夹层 ・颈内动脉夹层 ・脊髓病 ・病理性骨折 ・硬膜撕裂 ・肋骨软骨分离 ・肋骨骨折 ・椎间盘突出 ・马尾综合征 ・血管意外 ・死亡	极其罕见	Ernst（2007）； World Health Organization（2005）

通常来说，颈椎手法治疗的并发症轻重不一，轻者可仅表现为局部不适、疲劳和头痛，重者则可出现卒中、血管意外甚至死亡（Refshauge 等，2002）。约55%的患者会出现由手法操作所引起的轻微不良事件（Senstad、

Leboeuf-Yde 和 Borchgrevink，1997）。大多数不良事件都是自限性的，通常能在 24~48 小时内自行缓解（Cagnie 等，2004）。手法操作的严重并发症被认为是极其罕见的（Triano，2001）。不良事件的确切发生率尚不清楚，不同的研究所预估出的发生率差别也很大（表 4.2，表 4.3）。

表 4.2　脊椎手法治疗严重副作用发生率

并发症发生率	手法操作部位	作者
1/1 300 000	颈椎	Klougart、Leboeuf-Yde 和 Rasmussen（1996）
1/8 060 000	颈椎	Haldeman 等（2001）
1/50 000	颈椎	Magarey 等（2004）
1.46/10 000 000	未提及（整个脊柱）	Gouveia 等（2009）
6.39/10 000 000	颈椎	Coulter（1998）
1/10 000 000	腰椎	Coulter（1998）

表 4.3　脊椎手法操作严重并发症和发生率

并发症	发生率	参考文献
椎动脉夹层	1/5 850 000（颈椎手法操作）	Haldeman 等（2002）
脑血管意外	1/900 000（颈椎手法操作）	Klougart 等（1996）
脑血管意外	1/100 000（整脊治疗）	Rothwell、Bondy 和 Williams（2001）
神经血管损伤	1/50 000~1/5 000 000（手法操作）	Rivett 和 Milburn（1996）
卒中	5/100 000（手法操作）	Rivett 和 Reid（1998）
卒中	1/163 000（颈椎手法操作）	Gouveia 等（2009）
卒中	1/200 000（颈椎手法操作）	Haynes（1994）
死亡	2.68/10 000 000（手法操作）	Coulter 等（1996）；Gouveia 等（2009）

椎动脉夹层是最严重的并发症，往往由旋转类手法对动脉的过度牵拉导致（Nadgir 等，2003）。Ernst 认为，椎动脉夹层通常发生在寰枢关节水平，会影响椎—基底动脉系统，特别是基底动脉环。但是，椎动脉夹层的发生率极低，在进行颈椎手法治疗时，发生率仅约为 1/5 850 000（Haldeman 等，2002）。

为了得到更精准的结论，有学者从不同角度对比了手法治疗和其他保守治疗方法的严重不良事件发生率。相对而言，Coulter 认为脊椎手法治疗比其他的保守治疗方式更为安全：非甾体抗炎药的并发症发生率约为 3.2/1 000，颈椎手术的并发症发生率约为 15.6/1 000。除此之外，Dabbs 和 Lauretti 称（1995）非甾体抗炎药导致严重不良事件甚至死亡的概率是脊椎手法治疗的 100~400 倍。

Ernst 则认为关于发病率的数字可能过于乐观甚至荒谬，因为这些研究均未考虑事件漏报的情况，而事实上漏报率接近 100%（Dupeyron 等，2003；Stevinson 等，2001）。如果将漏报的情况考虑在内，统计得出的不良事件发生率将会大大改变。

综合考量现有证据可知，脊椎的手法治疗确实有可能导致严重的并发症，但是严重不良事件的发生率在统计学上并无意义。即便手法操作导致严重并发症的发生率可能很低，但事关患者安全，血管意外、中风或死亡的风险是不可忽视的。为了确保患者的最大收益，治疗师需要在操作前进行彻底而细致的检查，排除所有的禁忌证和危险指征，确保患者安全。

脊椎手法治疗的禁忌证

脊椎手法治疗的禁忌证很多，从对低收益患者进行的不恰当干预到可能引发致命并发症的情况皆在其列。掌握这些禁忌证能在治疗师进行临床决策时提供帮助，从而避免患者在脊椎手法操作后出现严重并发症。

提示： 脊椎某一部位出现手法操作禁忌证，并不意味着该手法操作不能在脊椎其他部位实施。很多时候，手法操作对于脊椎某一部位而言是绝对禁忌的，但对另一个部位却可能是有利的（Gatterman，1992）。

绝对禁忌证和相对禁忌证

一般来说，手法治疗的禁忌证可以分为绝对禁忌证和相对禁忌证。对于绝对禁忌证而言，不应在相关区域进行任何手法治疗，因为这极有可能会诱发不良后果。而对于相对禁忌证，则应该着力于对干预措施进行改良，操作时谨慎小心，尽可能降低患者出现不良反应的风险。绝对禁忌证包括多种疾病和情况，如骨骼疾病、先天性疾病、代谢异常、椎基底动脉功能不全、脊髓受压等（表4.4）。相对禁忌证包括炎性关节病变、轻度骨质疏松、椎间盘突出、活动过度或韧带松弛、脊椎滑脱、退变性关节疾病等（表4.5）。

表 4.4　脊椎手法操作的绝对禁忌证

作者	绝对禁忌证
World Health Organization (2005); Gibbons 和 Tehan (2004); Liem 和 Dobler (2014); Wainapel 和 Fast (2003); Koss (1990)	**关节紊乱** • 炎性病变（如类风湿性关节炎；血清阴性脊椎病，如强直性脊椎炎、反应性关节炎或银屑病关节炎；矿物质流失 / 骨质疏松或韧带松弛，伴关节半脱位或脱位） • 骨折和脱位；骨折愈合但伴有韧带断裂或不稳定 • 寰枢椎不稳定 提示：亚急性 / 慢性强直性脊柱炎或其他慢性关节病，如无韧带松弛、关节半脱位或关节强直迹象，并不属于禁忌证。 **骨骼疾病** • 青少年缺血性坏死活动期（尤其是承重关节） • 急性感染（如骨髓炎、骨结核和感染性椎间盘炎） • 代谢异常（骨软化） • 先天性异常（如脊椎裂、齿槽发育不全、发育不良、纵裂、脊椎变形、齿突不稳） • 肿瘤样和痉挛性骨损伤 • 医源性骨病（长期使用可的松治疗） **肿瘤、转移瘤** • 脊髓肿瘤 • 恶性骨肿瘤 • 脑膜肿瘤 • 侵袭性良性肿瘤（如非肾性骨囊肿、骨巨细胞瘤、成骨细胞瘤或骨样骨瘤） **神经系统疾病** • 椎间盘突出伴神经功能缺损 • 颈髓病 • 脑膜炎 • 脊髓受压 • 神经压迫综合征 • 颅内高压 • 马尾综合征 • 病因不明的脑积水 **血管疾病** • 严重出血倾向（血友病、抗凝状态） • 椎动脉 / 颈动脉功能不全 / 狭窄 • 椎基底动脉功能不全综合征 • 动脉壁钙化 • 动脉弯曲综合征 • 主动脉瘤

表 4.5　脊椎手法操作的相对禁忌证

作者	相对禁忌证
Croibier 和 Meddeb（2006）； Cagnie 等（2004）； Thanvi 等（2005）	**血管和病理形态** · 静脉血栓形成 · 心绞痛 · 动脉硬化疾病的迹象，无论直接或间接 · 高同型半胱氨酸血症 · *既往心脏病发作史* · 腰骶 / 颅颈交界处异常（如颅底内陷） · 椎骨接骨术
Greenman（2005）	家族遗传病（如唐氏综合征）
World Health Organization（2005）	· 血肿，无论是脊髓内或脊髓外 · 椎体脱位 · 肌肉或其他软组织的肿瘤性疾病 · Kernig 征阳性或 Lhermitte 征阳性 · 阿 – 基颈椎畸形 · 脊髓空洞症
Vickers 和 Zollman（1990）	急性创伤后失稳（如韧带断裂）
Giles 和 Singe（1997）； Giles 和 Singer（2000）	· 先天性、全身性活动过度 · 胸椎滑膜囊肿 · 内脏牵涉痛 · 明显的脊椎畸形 · 一般性活动受限 · 长期抗凝治疗
Koss（1990）	· 急性颈椎挥鞭损伤 · 急性眩晕
Wainapel 和 Fast（2003）	· *骨质疏松* · *脊椎滑脱*

提示：斜体代表该病变范围内手法操作的相对—绝对禁忌证

危险指征（Red flags）

　　脊椎手法操作的"危险指征"（见下表）已经明确，有助于临床医生在检查过程中做出合理的临床判断。一般来说，这些症状提示患者可能存在严重疾病，贸然接受手法治疗可能使患者面临风险（Refshauge 等，2002）。建议将"危险指征"与禁忌证结合使用，以确保手法治疗的合理性，避免严重不良事件发生（Childs 等，2005）。

如果患者出现下列任何危险指征，医生应优先考虑合理的临床诊断，并采取最谨慎的措施，以免患者在操作后出现不良反应。

脊椎手法操作的危险指征

- 既往椎—基底动脉功能不全病史
- 脊椎炎和椎体滑脱的体征和症状
- 既往关节手术史
- 面部 / 口腔内麻木或感觉异常
- 长期类固醇治疗史
- 外伤史
- 绝经后的女性
- 心理疾病
- 眼球震颤
- 骨质减少
- 脊柱侧凸
- 复视或其他视觉障碍
- 步态、协调性共济失调
- 头晕 / 眩晕 / 头晕眼花
- 视力模糊
- 恶心
- 突然跌落，无意识丧失或跌落伤
- 耳鸣
- 构音障碍
- 吞咽困难
- 操作过程中上述任何症状加重
- 多次操作后症状无改善或恶化

引自：World Health Organization（2005）；Puentedura 等（2012）

参考文献

Bolton, P.S., Stick, P.E. and Lord, R.S. (1989). Failure of clinical tests to predict cerebral ischemia before neck manipulation. Journal of Manipulative and Physiological Therapeutics, 12(4), 304-307.

Cagnie, B., Vinck, E., Beernaert, A. and Cambier, D. (2004). How common are side effectsof spinal manipulation and can these side effects be predicted Manual Therapy, 9(3), 151-156.

Childs, J.D., Flynn, T.W., Fritz, J.M., Piva, S.R., Whitman, J.M., Wainner, R.S. and Greenman, P.E. (2005). Screening for vertebrobasilar insufficiency in patients with neck pain: Manual therapy decision-making in the presence of uncertainty. Journal of Orthopaedicand Sports Physical Therapy, 35(5), 300-306.

Cote, P., Kreitz, B.G., Cassidy, J.D. and Thiel, H. (1995). The validity of the extensionrotation test as a clinical screening procedure before neck manipulation: A secondary analysis. Journal of Manipulative and Physiological Therapeutics, 19(3), 159-164.

Coulter, I.D. (1998). Efficacy and risks of chiropractic manipulation: What does the evidence suggest Integrative Medicine, 1(2), 61-66.

Coulter, I.D., Hurwitz, E.L., Adams, A.H., Meeker, W.C. 等 (1996). The Appropriateness of Manipulation and Mobilization of the Cervical Spine. Santa Monica, CA: Rand.

Croibier, A. and Meddeb, G. (2006). Diagnostik in der Osteopathie. Elsevier, Urban & Fischer.

Dabbs, V. and Lauretti, W.J. (1995). A risk assessment of cervical manipulation vs. NSAIDs for the treatment of neck pain. Journal of Manipulative and Physiological Therapeutics, 18(8), 530-536.

Di Fabio, R.P. (1999). Manipulation of the cervical spine: Risks and benefits. Physical Therapy, 79(1), 50-65.

Dupeyron, A., Vautravers, P., Lecocq, J. and Isner-Horobeti, M.E. (2003). ［Complications following vertebral manipulation: A survey of a French region physicians］. Annales de readaptation et de medécine physique: revue scientifique de la Societe francaise de reeducationfonctionnelle de readaptation et de medicine physique, 46(1), 33-40.

Ernst, E. (2007). Adverse effects of spinal manipulation: A systematic review. Journal of theRoyal Society of Medicine, 100(7), 330-338.

Gatterman, M. (1992). Standards for Contraindications to Spinal Manipulative Therapy. Chiropractic Standards of Practice and Quality of Care. Gaithersburg, MD: Aspen Publishers.

Gibbons, P. and Tehan, P. (2004). Manipulation von Wirbels ule. Thorax and Becken.

Giles, L.G. and Singer, K.P. (1997). Clinical Anatomy and Management of Low Back Pain(Vol. 1). Elsevier Health Sciences.

Giles, L.G.F. and Singer, K.P. (2000). The clinical anatomy and management of thoracic spinepain. Butterworth-Heinemann.

Gouveia, L.O., Castanho, P. and Ferreira, J.J. (2009). Safety of chiropractic interventions: A systematic review. Spine, 34(11), E405-E413.

Greenman, P.E. (2005). Lehrbuch der osteopathischen Medizin: mit 8 Tabellen. Georg Thieme Verlag.

Haldeman, S., Carey, P., Townsend, M. and Papadopoulos, C. (2001). Arterial dissectionsfollowing cervical manipulation: The chiropractic experience. Canadian Medical Association Journal, 165(7), 905-906.

Haldeman, S., Carey, P., Townsend, M. and Papadopoulos, C. (2002). Clinical perceptionsof the risk of vertebral artery dissection after cervical manipulation: The effect of referral bias. The Spine Journal, 2(5), 334-342.

Haneline, M. and Triano, J. (2005). Cervical artery dissection. A comparison of highly dynamic mechanisms: Manipulation versus motor vehicle collision. Journal of Manipulative and Physiological Therapeutics, 28(1), 57-63.

Haynes, M.J. (1994). Stroke following cervical manipulation in Perth. Chiropractic Journalof Australia, 24, 42-46.

Henderson, D.J. (1992). Vertebral artery syndrome. In H.J. Vear (Ed.), Chiropractic Standards of Practice and Quality of Care. Gaithersburg, MD Aspen Publishers.

Killinger, L.Z. (2004). Chiropractic and geriatrics: A review of the training, role, and scope of chiropractic in caring for aging patients. Clinics in Geriatric Medicine, 20(2), 223-235.

Klougart, N., Leboeuf-Yde, C. and Rasmussen, L.R. (1996). Safety in chiropractic practice, Part I; The occurrence of cerebrovascular accidents after manipulation to the neck in Denmark from 1978-1988. Journal of Manipulative and Physiological Therapeutics, 19(6), 371-377.

Koss, R.W. (1990). Quality assurance monitoring of osteopathic manipulative treatment.The Journal of the American Osteopathic Association, 90(5), 427-434.

Liem, T. and Dobler, T.K. (2014). Leitfaden Osteopathie: parietale techniken. Elsevier, Urban&FischerVerlag.

Magarey, M.E., Rebbeck, T., Coughlan, B., Grimmer, K., Rivett, D.A. and Refshauge, K.(2004). Premanipulative testing of the cervical spine review, revision and new clinical guidelines. Manual Therapy, 9(2), 95-108.

Nadgir, R.N., Loevner, L.A., Ahmed, T., Moonis, G. et al. (2003). Simultaneous bilateralinternal carotid and vertebral artery dissection following chiropractic manipulation: Case report and review of the literature. Neuroradiology, 45(5), 311-314.

Puentedura, E.J., March, J., Anders, J., Perez, A., Landers, M.R., Wallmann, H.W. and Cleland, J.A. (2012). Safety of cervical spine manipulation: Are adverse events preventable and are manipulations being performed appropriately- A review of 134 case reports. Journal of Manual and Manipulative Therapy, 20(2), 66-74.

Refshauge K.M. (2001). Do the guidelines do what they are supposed to Australian Journalof Physiotherapy 47, 165-166.

Refshauge, K.M., Parry, S., Shirley, D., Larsen, D., Rivett, D.A. and Boland, R. (2002). Professional responsibility in relation to cervical spine manipulation. Australian Journal of Physiotherapy, 48(3), 171-179.

Rivett, D.A. and Milburn, P. (1996). A prospective study of complications of cervical spine manipulation. Journal of Manual and Manipulative Therapy, 4(4), 166-170.

Rivett, D.A. and Reid, D. (1998). Risk of stroke for cervical spine manipulation in New Zealand. New Zealand Journal of Physiotherapy, 26, 14-18.

Rivett, D.A., Thomas, L. and Bolton, B. (2005). Premanipulative testing: Where do we gofrom here. New Zealand Journal of Physiotherapy, 33(3), 78-84.

Rothwell, D.M., Bondy, S.J. and Williams, J.I. (2001). Chiropractic manipulation and strokea population-based case-control study. Stroke, 32(5), 1054-1060.

Senstad, O., Leboeuf-Yde, C. and Borchgrevink, C. (1997). Frequency and characteristicsof side effects of spinal manipulative therapy. Spine, 22(4), pp.435-440.

Shekelle, P.G., Adams, A.H., Chassin, M.R., Hurwitz, E., Phillips, R.B. and Brook, R.H. (1991).The Appropriateness of Spinal Manipulation for Low-Back Pain. Rand Corporation.

Stevinson, C., Honan, W., Cooke, B. and Ernst, E. (2001). Neurological complications of cervical spine manipulation. Journal of the Royal Society of Medicine, 94(3), 107-110.

Thanvi, B., Munshi, S.K., Dawson, S.L. and Robinson, T.G. (2005). Carotid and vertebralartery dissection syndromes. Postgraduate Medical Journal, 81(956), 383-388.

Triano, J. J. (2001). Biomechanics of spinal manipulative therapy. The Spine Journal, 1(2), 121-130.

Vickers, A. and Zollman, C. (1999). ABC of complementary medicine: the manipulativetherapies: osteopathy and chiropractic. British Medical Journal, 319(7218), 1176.

Wainapel, S.F. and Fast, A. (2003). Alternative Medicine and Rehabilitation: A Guide forPractitioners. Demos Medical Publishing.

Westaway, M.D., Stratford, P. and Symons, B. (2003). False-negative extension/rotationpre-manipulative screening test on a patient with an atretic and hypoplastic vertebralartery. Manual Therapy, 8(2), 120-127.

World Health Organization. (2005). WHO Guidelines on Basic Training and Safety inChiropractic. Geneva: World Health Organization.

第五章

施术前检查

简介

脊椎手法治疗（SMT）目前为世界各地不同专业的卫生保健人员广泛采用，包括骨科医生、脊椎治疗师、物理治疗师和医师等在内的专业人员都经常使用这种方法（Shekelle 等，1992；Rivett、Thomas 和 Bolton，2005；Rubinstein 等，2011）。对于肌肉骨骼系统疾患，该疗法被认为是相对安全、有效的（World Health Organization，2005）。尽管进行手法治疗后发生严重并发症的报道十分罕见，但是仍有相关报道表明，在颈椎区域进行手法治疗后会出现一系列严重的并发症（Maher，2001）。多年来，为了排除风险，在手法治疗前进行功能试验一直是 SMT 的重要程序（Magarey 等，2004）。

在过去的 30 年中，SMT 的使用者已经调整了各种方案或临床指南，用以检测有发生并发症潜在风险的患者（Thiel 和 Rix，2005）。这些方案主要是为了发现所有已知的可能会导致严重并发症的高危因素和危险症状（Refshauge，2001）。然而近年来，现有的施术前检查方案受到了大量批评（Rivett 等，2005）。由于试验具有刺激性，并且试验流程的可靠性和有效性也有待检验，同时还缺乏确凿的证据支持，使得这些检查方案的适用性、敏感性和特异性均受到了广泛质疑（Refshauge，2001；Magarey 等，2004）。

此外，由于缺乏有效、可靠的筛查工具，试验仍无法精确判断哪些患者存在发生并发症的风险（Rivett，2001；Puentedura 等，2012）。虽然目前的施术前检查仍在日常临床工作中应用，但支持这些试验的现有证据普遍质量不高（Cote 等，1995；Di Fabio，1999；Licht、Christensen 和 Hoilund-Carlsen，2000；Westaway 等，2003）。同时，中等水平研究的结论也未能对施术前检查的应用给予足够的支持（Gross 和 Kay，2001）。许多研究人员建议从业者应该重视主观检查和全面的临床推理，因为现有施术前检查的预测价值和应用合理性都还有待进一步证实（Refshauge，2001；Magarey 等，2004）。

本章旨在回顾各种临床上广泛使用的施术前筛查试验，并根据最新的科学证据讨论其有效性和实用性。

脊柱的临床试验

为了预防手法操作过程中随时可能出现的并发症，物理治疗师和手法治疗师会对有肌肉骨骼系统疾患的患者定期进行各种施术前检查。这些检查是治疗的一部分，以便 SMT 从业人员能够识别造成患者目前状况的潜在原因，排除可能造成伤害的风险，并制订安全、合理的治疗计划，从而提高疗效（Stude，2005）。

一般来说，这些检查具有如表 5.1 所示五种功能中的一种或多种。它们被用于检测特定条件下的危险因素并确定操作治疗的安全性（Lang 和 Secic，1997）。当患者需要进行预防性治疗时，这类试验也同样适用。在这种情况下，既定试验不应仅用于排查特定症状，而更应侧重于评估患者是否适合接受此类治疗（Stude，2005）。

表 5.1　临床试验的功能

名称	特征
筛查试验	・对健康和无症状的人进行筛查 ・具有高灵敏度：即良好的筛查测试能够检测出既有症状中主要的、处于可治疗阶段的特定病症 ・有助于识别具有发生特定病症或疾病的风险增高的患者 ・用于通过更具体的诊断测试证明后续试验的合理性 ・有助于确定是否可以直接采取预防措施
常规试验	・通常作为常规程序，在有症状的患者身上进行 ・作为系列试验的一部分 ・结果可能与患者现状无关
诊断试验	・对有症状的患者进行，以校正患病概率 ・具有较高的特异性 ・用于判定是特殊的功能失调
分期试验	・评估并描述某一定特定情况下的病变本质和严重性
监测试验	・随着时间的推移，追踪病情或疾病的进展

引自：Lang 和 Secic（1997）；Thiel 和 Rix（2005）

评估与治疗

　　SMT 的应用有可能导致神经血管损伤和其他并发症（Di Fabio，1999；Ernst，2007；Gouveia、Castanho 和 Ferreira，2009）。为了防止出现严重并发症，确保患者的最优选择，手法操作者应该遵循标准、全面的"筛查方案"（Rivett 等，2005）。这种方案通常涉及许多过程，包括仔细评估患者的病史、查体结果和激发试验结果、治疗期间和治疗后的评估以及获得患者书面的知情同意等（Magarey 等，2004；Thiel 和 Rix，2005）。

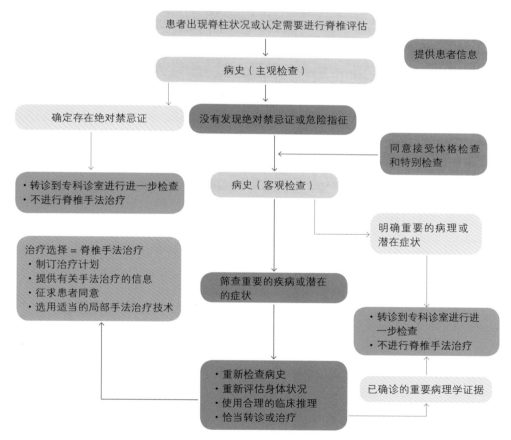

图 5.1　进行筛查时须遵循程序的一般流程图

* 如果患者有创伤史、发热、大小便失禁、不明原因的体重减轻、癌症史、长期使用类固醇、非肠道药物滥用、强烈的局部疼痛和强迫体位等，则需要进行脊椎评估（Bratton，1999）

椎—基底动脉供血不足试验

椎—基底动脉供血不足（Vertebrobasilar insufficiency，VBI）试验又称椎动脉试验，是在进行高速推挤/非高速推挤类手法操作前最常用的筛查试验（Magarey 等，2004；Childs 等，2005）。这些试验的本质是通过刺激来诱发症状，用于测试双侧大脑和椎—基底动脉的血供，以识别椎动脉病变的症状和体征，而这些症状和体征的出现往往提示手法操作存在风险（Rivett 等，2005）。此外，在临床试验中，这些检查通常是医生进行颈椎手法操作前的首选方案（Thiel 和 Rix，2005）。

针对存在椎—基底动脉供血不足风险的患者，还有很多不同的试验方法，包括 Barre-Lieou 试验、Maigne 试验、Hautant 试验、Underberg 试验、George 颅颈交界脑血管功能试验、Hallpike 手法和 deKleyn 试验等（Carey，1995）。在上述试验中，deKleyn 试验是最常用的一种。虽然试验的具体程序可能存在各种不同，但是通常来说，所有这些试验都基于相同的原理：通过伸展和旋转头部/颈部引起颈椎姿势的改变来诱发脑动脉血流障碍，造成脑部缺血（Licht et al.，2000）。

提示 VBI 的病史和临床特征

· 尖锐而严重的非特异性疼痛——通常没有类似的疼痛病史

· 头部和颈部疼痛—通常为单侧和枕下疼痛

· 有或无运动受限的颈部僵硬感

· 颈椎外伤史

· 肢体软弱

· 共济失调/步态不稳

· 麻木—通常是单侧面部

· 眼球震颤（即眼球不自主运动），起源于前庭或小脑

· 同侧感觉异常

· 耳鸣等听力障碍

· 霍纳综合征

· 其他神经症状（如同侧脑神经异常、同侧肢体共济失调）

引自：Hing 和 Reid（2004）；Thiel 和 Rix（2005）；Shirley、Magarey 和 Refshauge（2006）

目的

VBI 试验并非简单模仿高速推挤手法，而是通过刻意压迫椎动脉来发现潜在的血管病理状况（如动脉夹层和 / 或脑干缺血）。

程序

该试验可以在患者取坐位或仰卧位下进行，通过缓慢、被动地牵拉患者的头部 / 颈部，使其头部 / 颈部进行最大活动范围的伸展 / 旋转动作（Grant，1996；Mitchell，2003，2007）；同时，在使患者的头部 / 颈部活动到达最大角度后，维持至少 10 秒，来观察是否存在 VBI 的相关表现（Shirley 等，2006；Alshahrani、Johnson 和 Cordett，2014）。

作用机制

据报道，这种手法可以通过缩小血管直径来减少椎动脉内的血流，这种变化通常在旋转方向对侧的动脉比较明显（Haynes 和 Milne，2001；Haynes，2002；Thiel 和 Rix，2005）。这种压迫血管的方式会导致脑血流突然减慢，引发脑缺血的表现，在延髓和脑桥部位尤为明显（Mitchell，2007）。

阳性表现

在 VBI 患者中，由操作引起的短暂神经血管变化常会诱发以下表现（Mitchell 等，2004；Shirley 等，2006）：

· 头晕或眩晕；

· 恶心呕吐；

· 猝倒；

· 暂时性视力或听力损失；

· 舌头发麻；

· 复视；

· 面色苍白，大汗；

· 瘫痪或轻瘫；

· 吞咽困难和构音障碍。

如在检查过程中出现头晕或头晕加剧，或出现其他上述任何症状，一般认为结果为阳性（Magee，2008；Thiel 和 Rix，2005）。但是，仍然需要进行额外的试验（如颈椎伸展试验）以确认阳性症状是否真由 VBI 引起（Hing 和 Reid，2004）。为了区分症状究竟是由 VBI 还是由前庭系统引起的，上述 VBI 激发试验需要在改变患者体位后重新进行试验。例如，如果试验是在仰卧状态下进行的，为了进一步鉴别症状，应该在坐位下进行对比试验。

操作后护理

如果患者出现明显的 VBI 阳性体征，医生应立即停止诱发试验，并使患者头部和颈部保持于中立位（Rivett 等，2005）。除此之外，因为 VBI 是颈椎手法操作的绝对禁忌证，所以当患者出现 VBI 阳性体征时，不应继续进行手法操作，而应将其转至相关专业门诊寻求进一步的治疗（World Health Organization，2005；Shirley 等，2006）。

VBI 试验的有效性

VBI 试验被认为是一种间接测量椎动脉血流动力学的技术，通常通过激发脑干短暂缺血的症状来判断血管是否通畅（Thiel 和 Rix，2005）。然而，能否将 VBI 试验作为一种筛查工具来排查 SMT 是否会导致脑血管并发症却一直存在争议，这是因为对椎动脉循环的研究显示，VBI 试验的效果并不一致（Grant，1996；Rivett、Milburn 和 Chapple，1998；Rivett、Sharples 和 Milburn，2000；Rivett 等，2005；Di Fabio，1999；Ernst，2007；Puentedura 等，2012）。此外，试验也存在着假阳性和假阴性的可能（Bolton、Stick 和 Lord，1989；Cote 等，1995；Licht 等，1998）。因此，对这些试验的敏感性和特异性尚存在相当大的争议。

Bolton（1989）等采用数字减影血管造影技术发现 1 例诱发试验阴性的患者存在椎动脉闭塞。随后，Thiel（1994）和 Licht（1998）也通过实验证明了诱发试验存着假阳性的可能。就在最近，Haldeman、Kohlbeck 和 McGregor（2002）以及 Westaway、Stratford 和 Symons（2003）发现多个特殊案例，在这些案例中患者明确患有 VBI，但是诱发试验却提示其椎动脉通畅，并没有任何可导致脑循环缺血的颈椎手法操作禁忌证。

最近几年，有研究使用多普勒超声，通过测量血液流量、血流速度以及阻力，来探究进行诱发试验对对侧椎动脉血流动力学的影响（Licht 等，1998；Yi-Kai 和 Shi-Zhen，1999；Rivett 等，2000；Haynes，2000；Johnson 等，2000；Haynes，2002；Mitchell，2003；Zaina 等，2003）。这些研究证明了在进行刺激诱发试验时，椎动脉的血流模式、血流速度和血流量并无显著差异。所以，许多学者质疑 VBI 试验用于检测椎动脉通畅程度的敏感性和阳性率，同时对其测定脑血管循环阻抗变化的有效性也提出了质疑（Puentedura 等，2012；Rivett 等，2005；Westaway 等，2003；Rivett 等，2000；Di Fabio，1999；Licht 等，1998；Cote 等，1995）。

与此相反，Mitchell（2007）发现，那些声称在激发试验中椎动脉血流没有明显减少的研究存在许多可疑之处。他在回顾之前的 20 项研究后发现，有 7 项研究的血流分析中在试验设计上存在缺陷。此外，Mitchell 还发现，只有 5 项研究测量了椎动脉第四节段的血流，但没有任何研究围绕第三节段进行测量。由此可以看出，对椎动脉远端血流进行分析的研究非常有限，而远端血管恰恰是最容易出现血流受阻的部位（Mitchell，2003）。为了支持早期的工作，Mitchell（2009）在后来一项荟萃分析中总结认为，由全范围旋转导致的对侧椎动脉血流受限主要发生在椎动脉第四节段。基于早期的研究，作者认为持续、全范围的颈椎旋转，并不足以准确反映个体椎—基底动脉及其侧支循环的功能。

根据以上讨论，可以肯定的是，目前尚缺乏设计精良的临床实验来阐明颈椎持续最大角度旋转对椎动脉血流速度的影响。因此，鉴于目前文献中关于 VBI 试验效果的不确定性，医生 / 治疗师在进行 SMT 操作时不应该使用这些尚存争议的结果来指导临床实践。

是否存在有效筛查 VBI 的工具？

目前，仍然缺乏一种可靠、有效的 VBI 筛查工具（Childs 等，2005；Puentedura 等，2012；Alshahrani 等，2014）。到目前为止，确定患者椎—基底动脉及其侧枝功能状态最可靠的方法仍然是手法操作前的 VBI 激发试验，尤其是持续、全范围的颈椎旋转（Mitchell，2009）。然而，鉴于目前文献报道的结果不一和现有 VBI 试验有效性的不足，这些试验的使用一直存在争议

（Rivett 等，2005；Mitchell，2007）。因此，许多学者提出通过连续波多普勒超声来评估椎动脉在 VBI 试验时的血流状态。但是，这种装置往往操作复杂且价格昂贵（Rivett，2001；Thiel 和 Rix，2005；Rivett 等，2005；Alshahrani 等，2014）。作为多普勒超声的替代，Haynes（2002）和 Rivett（2001）提出了一种更简单的超声装置，称为多普勒测速仪，用于显示操作前 VBI 激发试验引起的椎动脉血流变化。此外，Mitchell（2009）在最近的一项研究中指出，对于头颈部全范围或持续旋转时对侧椎动脉血流的研究而言，彩色血流成像的脉冲波多普勒超声是一种可靠的方法。

颅颈韧带稳定性试验

颅颈韧带筛检通常是针对影响颈椎韧带完整性的疾病而进行的，如类风湿关节炎和唐氏综合征，或颈椎外伤（如过度屈曲、挥鞭样损伤）患者（Hing 和 Reid，2004）。现在已经有许多针对颅颈韧带的筛检试验，包括 Sharp-Purser 试验、前剪切试验、覆膜牵张试验等。一般来说，这些试验是在进行上颈椎 SMT 操作之前完成的，以便临床医生检测患者是否存在上颈椎不稳定的情况（Osmotherly、Rivett 和 Rowe，2012）。

颅颈损伤或不稳的可能表现

- 在试验中出现过度活动或末端空虚感
- 在持续的负重姿势中出现颈部疼痛和 / 或头痛
- 椎动脉损伤的表现（如小脑共济失调）
- 颈部被抓或锁定感
- 唇周和下颌区域感觉异常
- 直立性低血压（站立时血压下降）
- 颈椎不稳定症状的再现
- 眼球向下震颤（眼球运动不规则）
- 颈部肌力弱

引自：Hing 和 Reid（2004）；Magee、Zachazewski 和 Quillen（2009）

表 5.2　用于检查颈椎节段不稳的特殊检查

试验	流程	阳性体征	说明	有效性
Sharp-Purser 试验	患者取坐位，检查者站在患者的一侧，要求患者放松颈部至半屈曲位置。检查者一手掌置于患者的前额，另一手拇指和其余四指指尖轻轻托住枢椎（C2）棘突。然后嘱患者慢慢弯曲头部，使颈椎做轻微点头动作，同时检查者向后抵抗患者头部（Uitvlugt 和 Indenbaum，1988；Mintken、Metrick 和 Flynn，2008）	• 头部相对于枢椎向后滑动 • "砰"的声音 • 症状减轻	• 寰枢关节不稳	敏感性：69%；特异性：96%（Uitvlugt 和 Indenbaum，1988）
前剪切试验或横韧带试验	患者仰卧，头部保持中立。检查者站在或坐在桌子的前面，双手手掌和第3~5指支撑患者枕部，同时两根示指置于 C2 棘突和枕部之间，此时示指位于寰椎（C1）神经弓上方。然后，检查者对神经弓后部轻柔地施加压力，向前抬起患者寰椎和头部，同时保持其头部处于中立位 10~20 秒，同时询问患者是否有局部疼痛或不适	• 出现典型阳性症状或体征 • 喉部位有硬物感	• 横韧带缺陷 • 寰枢关节过度灵活	对横韧带有直接影响（Osmotherly 等，2012）
牵张试验	患者仰卧，头枕于枕上。检查者站/坐于患者头侧，一手轻柔托住患者颈部，掌指环绕颈椎椎弓，另一手抓住患者颈后部。接着，检查者轻轻牵拉患者头部。通常牵拉产生的位移是可以接受的，但是不应超过 1~2 mm。如果在头部中立位没有阳性发现，需要在头颈轻度屈曲下进行测试。接着伸展颈部，以清理耳蜗盖膜（Hing 和 Reid，2004；Osmotherly 等，2012）	• 当进行牵引时，椎体过度位移 • 症状再现，如眼震	• 耳蜗盖膜不稳 • 上颈椎韧带不稳	对耳蜗盖膜的直接作用已被证实
上颈椎屈曲试验	患者仰卧，头枕于枕上。检查者站/坐于患者头侧，一手拇指和示指置于患者 C1 横突，另一只手抓住患者颅骨，并使头部微屈，同时触诊 C1 横突和枕部之间的移动（Hing 和 Reid，2004）	• 过度活动并伴有运动末端的空虚感	• 韧带松弛	• 敏感性：90% • 特异性：88%（Hall 等，2008）

（续表）

试验	流程	阳性体征	说明	有效性
翼状韧带侧屈应力试验	患者仰卧，头枕于枕上。检查者站 / 坐于患者头侧，一手拇指和示指稳定 C2 椎体，其余三指和手掌固定棘突，避免任意轴向上的移动；另一手固定颅骨。检查者旋转患者枕骨 35°~40°，对活动的末端感觉和总的活动度都需要进行评估。本试验需要在上颈段屈曲、中立位和伸展位下进行（Beeton，1995；Mintken 等，2008）	· 可以在三个不同的体位感到 C2 椎体移动	· 翼状韧带撕裂或寰枢椎关节不稳	已证实的直接作用（Osmotherly、Rivett 和 Rowe，2013）
翼状韧带不稳定试验（坐位）	患者取坐位，检查者站于患者一侧，一手拇指和示指固定 C2 棘突，避免在 C2 节段发生旋转；另一手固定颅骨，并向一侧推患者颅骨，使头侧屈（约 10°）的同时确保有稳定的末端感觉（Hing 和 Reid，2004）	· 更大的侧屈角度	· 翼状韧带受损	已证实的直接作用（Osmotherly 等，2013）
寰枢关节侧方稳定应力试验	患者取仰卧位，保持头部中立位。检查者一手固定患者枕部和寰椎椎弓左侧，另一手固定寰椎椎弓右侧。检查者对患者的寰椎和枕部施加一个从左向右的横向剪切力，随后再向另一个方向重复这一试验（Pettman，1994）	· 寰椎出现过度活动或症状再现	· 寰枢椎关节侧方不稳定	未知

胸椎手法操作前试验

与颈椎和腰椎的疼痛现象不同，在临床上与胸椎相关的疼痛并不常见。根据 McKenzie 和 May（2006）的统计，仅有 5%~17% 的脊柱问题源于胸椎区域。通常情况下，虽然该区域的肌肉骨骼疾病很常见，但胸椎痛却往往是由内脏牵涉痛所致。胸椎区的主要疾病包括脊椎后凸、脊椎侧凸、强直性脊椎炎、关节炎、青少年脊椎后凸、胸神经纤维瘤、佩吉特病、胸椎结核等（Ombregt，2013）。

由于缺乏高质量文献的支持，诊断胸椎疾患的难度较大（Lemole 等，2002）。下面是一些常用于诊断胸椎疾患的特殊检查（表 5.3）。

表 5.3　胸椎严重病变的特殊检查

试验	流程	阳性体征	说明	有效性
被动旋转试验	患者取坐位，检查者立于患者前方。患者双手交叉抱于胸前。检查者双腿固定患者膝关节，以固定患者骨盆。检查者从左向右扭转患者躯干，在旋转至末端时，嘱患者主动前屈头部。检查者注意询问患者的疼痛程度，观察躯干的活动范围，以及感受运动终末感	·僵硬的终末感 ·空虚的终末感觉或肌肉痉挛 ·头部活动时疼痛加剧	·僵硬的关节终末感常提示强直性脊椎炎或晚期关节病 ·空虚的关节终末感伴随肌肉痉挛，常提示严重疾病（如肿瘤） ·头部运动时疼痛加剧，常提示脑膜刺激征	未知
肋骨前后挤压试验	患者取坐位或立位。检查者立于患者侧方，一手置于患者胸廓前部，另一手置于患者胸廓后部。检查者双手挤压胸廓，然后放松	·肋骨自腋中线突出 ·挤压胸廓时出现疼痛和局部紧张感 ·在吸气和呼气时均出现呼吸受限	·可能存在肋骨骨折、挫伤或分离	未知
胸廓扩张试验	患者取坐位或立位，检查者立于患者背后，并将拇指置于患者第 10 肋附近，手指与肋骨平行，轻轻地抓住两侧腋窝下的胸廓。然后，检查者将双手紧贴胸壁向中间滑动，至两拇指之间刚好出现皮肤皱褶为度。然后要求患者做深呼吸动作	·胸廓扩张动度不对称 ·与正常侧相比，异常侧的扩张动度减少或时间延迟	·单侧胸廓扩张动度减少或时间延迟，提示存在病变，如肺炎、胸膜积液和单侧支气管阻塞 ·双侧胸廓扩张动度缩小，通常提示慢性阻塞性肺疾病（COPD）或哮喘	信度良好（Sharma 等，2004）
T1 神经根牵拉试验	患者取站立位，检查者要求患者将一侧手臂向侧方抬至水平，然后要求患者通过弯曲肘部将手放在脖子后面（Ombregt, 2013）	·肩胛骨之间或上肢疼痛	·T1 神经根活动受限	未知
颈椎旋转侧屈试验	患者取站立位，检查者立于患者后方，使患者头部被动地最大限度地向健侧旋转，同时使患者头部侧屈，尽可能使患者的耳靠近胸壁（Lindgren 等，1990）	·头部不能侧屈	·第一肋活动度不足，伴臂丛神经痛	信度：Kappa=1.0（Flynn、Cleland 和 Whitman，2008）

（续表）

试验	流程	阳性体征	说明	有效性
Brudzinski 征	患者取仰卧位，检查者一手置于患者枕后，一手置于患者胸前。被动抬起患者头部和颈部，靠向胸部，同时控制身体上抬（Saberi 和 Syed，1999）	·不自主的屈髋、屈膝	·脑膜刺激征	敏感性：5% 特异性：95% （Thomas 等，2002）

腰椎手法操作前试验

腰背痛是特定年龄段的人群在生活中都会遇到的一个普遍问题。很多原因都可以导致腰背痛。它可能与腰椎关节炎、椎体滑脱、腰椎不稳、脊椎畸形、腰椎间盘突出，椎间盘退变、椎管狭窄、伴有疼痛的脊椎侧凸、腰椎损伤和神经卡压有关（Juniper，Le 和 Mladsi，2009）。因此，在对腰椎进行 SMT 操作前，手法操作者对腰椎疾患的准确诊断是至关重要的。

有很多针对腰椎的特殊试验，可以作为操作前筛查项目（表5.4）。在这些检查中，降落试验和直腿抬高试验在腰椎间盘突出的诊断中最常用（Majlesi 等，2008）。

表 5.4　腰椎严重病变的特殊检查

试验名称	流程	阳性体征	说明	有效性
直腿抬高试验	患者取仰卧位，骨盆保持水平。检查者被动上抬患者一侧下肢，同时保持膝关节伸直，直至达到最大的屈髋角度，或因腿后部疼痛、紧张致患者要求停止时为止。检查者应注意抬起的下肢与检查床之间的角度，通常为 70°~90°。以上试验在双侧均需要进行（Phillips、Reider 和 Mehta，2005；Magee，2008；Majlesi 等，2008）	·屈髋角度减小，出现自下腰部至大腿后侧的放射痛	·神经根受激惹	敏感性：52% 特异性：89% （Majlesi 等，2008）
降落试验	患者坐于治疗床边，屈膝双足着地，双手置于背后，髋关节处于中立位。然后要求患者弯腰，让胸椎和腰椎同时屈曲，然后患者极度屈颈，下巴紧贴胸部，检查者帮助患者脊椎维持这种压力。同时嘱患者伸膝，检查者被动背屈患者踝关节。患者在检查过程中的每一步都将自己的感受告知检查人员（Maitland，1985；Majlesi 等，2008）	·出现背部或下肢的放射痛	·增加坐骨神经的张力	敏感性：84% 特异性：83% （Majlesi 等，2008）

（续表）

试验名称	流程	阳性体征	说明	有效性
腰椎象限试验	此试验可在立位或坐位进行，患者立于检查者身前，尽可能伸展脊椎。检查者一手固定患者髂骨，另一手固定患者肩部。然后检查者向患者施加一定的压力，引导患者保持脊柱伸展，与此同时患者侧屈并向疼痛侧旋转。保持这个姿势3秒（Baxter，2003；Stuber 等，2014）	· 背部或下肢出现疼痛、麻木或刺痛	· 局部疼痛，提示关节突综合征 · 放射至腿部的疼痛，提示神经根激惹	未知

参考文献

Alshahrani, A., Johnson, E.G. and Cordett, T.K. (2014). Vertebral artery testing and differential diagnosis in dizzy patients. Physical Therapy and Rehabilitation, 1(1), 3.

Baxter, R.E. (2003). Pocket Guide to Musculoskeletal Assessment. WB Saunders.

Beeton, K. (1995). Instability in the upper cervical region；clinical presentation, radiological and clinical testing. Manipulative Physiotherapist, 27(1), 19-32.

Bickley, L. and Szilagyi, P.G. (2012). Bates' Guide to Physical Examination and History-Taking. Philadelphia, PA: Lippincott Williams & Wilkins.

Bolton, P.S., Stick, P.E. and Lord, R.S. (1989). Failure of clinical tests to predict cerebral ischemia before neck manipulation. Journal of Manipulative and Physiological Therapeutics, 12(4), 304-307.

Bratton, R.L. (1999). Assessment and management of acute low back pain. American Family Physician, 60(8), 2299-2306.

Carey, P.F. (1995). A suggested protocol for the examination and treatment of the cervical spine: Managing the risk. The Journal of the Canadian Chiropractic Association, 39(1), 35.

Childs, J.D., Flynn, T.W., Fritz, J.M., Piva, S.R. et al. (2005). Screening for vertebrobasilar insufficiency in patients with neck pain: Manual therapy decision-making in the presence of uncertainty. Journal of Orthopaedic and Sports Physical Therapy, 35(5), 300-306.

Cote, P., Kreitz, B.G., Cassidy, J.D. and Thiel, H. (1995). The validity of the extensionrotation test as a clinical screening procedure before neck manipulation: A secondary analysis. Journal of Manipulative and Physiological Therapeutics, 19(3), 159-164.

Di Fabio, R.P. (1999). Manipulation of the cervical spine: Risks and benefits. Physical Therapy, 79(1), 50-65.

Ernst, E. (2007). Adverse effects of spinal manipulation: A systematic review. Journal of the Royal Society of Medicine, 100(7), 330-338.

Flynn, T.W., Cleland, J.A. and Whitman, J.M. (2008). Users' Guide to the Musculoskeletal Examination: Fundamentals for the Evidence-Based Clinician. Louisville, KY: Evidence in Motion.

Gouveia, L.O., Castanho, P. and Ferreira, J.J. (2009). Safety of chiropractic interventions: A systematic review. Spine, 34(11), E405-E413.

Grant, R. (1996). Vertebral artery testing: The Australian Physiotherapy Association Protocol after 6 years. Manual Therapy, 1(3), 149-153.

Gross, A.R. and Kay, T.M. (2001). Guidelines for pre-manipulative testing of the cervical spine-an appraisal.

Australian Journal of Physiotherapy, 47(3), 166-167.

Haldeman, S., Kohlbeck, F.J. and McGregor, M. (2002). Unpredictability of cerebrovascular ischemia associated with cervical spine manipulation therapy: A review of sixty-four cases after cervical spine manipulation. Spine, 27(1), 49-55.

Hall, T.M., Robinson, K.W., Fujinawa, O., Akasaka, K. and Pyne, E.A. (2008). Intertester reliability and diagnostic validity of the cervical flexion-rotation test. Journal of Manipulative and Physiological Therapeutics, 31(4), 293-300.

Haynes, M.J. and Milne, N. (2001). Color duplex sonographic findings in human vertebral arteries during cervical rotation. Journal of Clinical Ultrasound, 29(1), 14-24.

Haynes, M.J. (2000). Vertebral arteries and neck rotation: Doppler velocimeter and duplex results compared. Ultrasound in Medicine and Biology, 26(1), 57-62.

Haynes, M.J. (2002). Vertebral arteries and cervical movement: Doppler ultrasound velocimetry for screening before manipulation. Journal of Manipulative and Physiological Therapeutics, 25(9), 556-567.

Haynes, M.J. (2002). Vertebral arteries and cervical movement: Doppler ultrasound velocimetry for screening before manipulation. Journal of Manipulative and Physiological Therapeutics, 25(9), 556-567.

Hing, W. and Reid, D. (2004). Cervical Spine Management: Pre-Screening Requirement for New Zealand. Auckland: New Zealand Manipulative Physiotherapists Association.

Johnson, C., Grant, R., Dansie, B., Taylor, J. and Spyropolous, P. (2000). Measurement of blood flow in the vertebral artery using colour duplex Doppler ultrasound: Establishment of the reliability of selected parameters. Manual Therapy, 5(1), 21-29.

Juniper, M., Le, T.K. and Mladsi, D. (2009). The epidemiology, economic burden, and pharmacological treatment of chronic low back pain in France, Germany, Italy, Spain and the UK: A literature-based review. Expert Opinion on Pharmacotherapy, 10(16), 2581-2592.

Lang, T.A. and Secic, M. (1997). How to Report Statistics in Medicine. Philadelphia, PA: American College of Physicians.

Lemole, G.M., Bartolomei, J., Henn, J.S. and Sonntag, V.K.H. (2002). Thoracic fractures. In A.R. Vaccaro (Ed.), Fractures of the Cervical, Thoracic, and Lumbar Spine. Boca Raton, FL: CRC Press.

Licht, P.B., Christensen, H.W. and Ho ilund-Carlsen, P.F. (2000). Is there a role for premanipulative testing before cervical manipulation Journal of Manipulative and Physiological Therapeutics, 23(3), 175-179.

Licht, P.B., Christensen, H.W., Ho jgaard, P. and Hoilund-Carlsen, P.F. (1998). Triplex ultrasound of vertebral artery flow during cervical rotation. Journal of Manipulative and Physiological Therapeutics, 21(1), 27-31.

Lindgren, K.A., Leino, E., Hakola, M. and Hamberg, J. (1990). Cervical spine rotation and lateral flexion combined motion in the examination of the thoracic outlet. Archives of Physical Medicine and Rehabilitation, 71(5), 343-344.

Magarey, M.E., Rebbeck, T., Coughlan, B., Grimmer, K., Rivett, D.A. and Refshauge, K. (2004). Premanipulative testing of the cervical spine review, revision and new clinical guidelines. Manual Therapy, 9(2), 95-108.

Magee, D.J. (2002). Orthopedic Physical Assessment, 4th edition. St Louis, MO: Elsevier Health Sciences.

Magee, D.J. (2008). Orthopedic Physical Assessment, 5th edition. St Louis, MO: Elsevier Health Sciences.

Magee, D.J., Zachazewski, J.E. and Quillen, W.S. (2009). Cervical spine. In: Pathology and Intervention in Musculoskeletal Rehabilitation. St Louis, MO: Saunders Elsevier.

Maher, C. (2001). AJP forum: Pre-manipulative testing of the cervical spine. Australian Journal of Physiotherapy, 47(3), 163-164.

Maitland, G.D. (1985). The slump test: Examination and treatment. Australian Journal of Physiotherapy, 31(6), 215-219.

Majlesi, J., Togay, H., ünalan, H. and Toprak, S. (2008). The sensitivity and specificity of the slump and the straight leg raising tests in patients with lumbar disc herniation. Journal of Clinical Rheumatology, 14(2), 87-91.

McKenzie, R. and May, S. (2006). The Cervical and Thoracic Spine: Mechanical Diagnosis and Therapy. Windham, NH: Orthopedic Physical Therapy Products.

Mintken, P.E., Metrick, L. and Flynn, T. (2008). Upper cervical ligament testing in a patient with os odontoideum presenting with headaches. Journal of Orthopaedic and Sports Physical Therapy, 38(8), 465-475.

Mitchell, J. (2007). Doppler insonation of vertebral artery blood flow changes associated with cervical spine rotation: Implications for manual therapists. Physiotherapy Theory and Practice, 23(6), 303-313.

Mitchell, J. (2009). Vertebral artery blood flow velocity changes associated with cervical spine rotation: A metaanalysis of the evidence with implications for professional practice. Journal of Manual and Manipulative Therapy, 17(1), 46-57.

Mitchell, J., Keene, D., Dyson, C., Harvey, L., Pruvey, C. and Phillips, R. (2004). Is cervical spine rotation, as used in the standard vertebrobasilar insufficiency test, associated with a measureable change in intracranial vertebral artery blood flow Manual Therapy, 9(4), 220-227.

Mitchell, J.A. (2003). Changes in vertebral artery blood flow following normal rotation of the cervical spine. Journal of Manipulative and Physiological Therapeutics, 26(6), 347-351.

Ombregt, L. (2013). Clinical Examination of the Thoracic Spine: A System of Orthopaedic Medicine. St Louis, MO: Elsevier Health Sciences.

Osmotherly, P.G., Rivett, D. and Rowe, L.J. (2013). Toward understanding normal craniocervical rotation occurring during the rotation stress test for the alar ligaments. Physical Therapy, 93(7), 986-992.

Osmotherly, P.G., Rivett, D.A. and Rowe, L.J. (2012). The anterior shear and distraction tests for craniocervical instability: An evaluation using magnetic resonance imaging. Manual Therapy, 17(5), 416-421.

Pettman, E. (1994). Stress tests of the craniovertebral joints. In: Grieve's Modern Manual Therapy: The Vertebral Column, 2nd edition. Edinburgh: Churchill Livingstone.

Phillips, F.M., Reider, B. and Mehta, V. (2005). Lumbar spine. In B. Reider (Ed.), The Orthopaedic Physical Examination, 2nd edition. Philadelphia, PA: Elsevier Saunders.

Puentedura, E.J., March, J., Anders, J., Perez, A. et al. (2012). Safety of cervical spine manipulation: Are adverse events preventable and are manipulations being performed appropriately A review of 134 case reports. Journal of Manual and Manipulative Therapy, 20(2), 66-74.

Refshauge, K. (2001). Do the guidelines do what they are supposed to Australian Journal of Physiotherapy, 47(3), 165-166.

Rivett D., Sharples K. and Milburn P. (2000). Vertebral artery blood flow during premanipulative testing of the cervical spine. In K.P. Singer (Ed.), Proceedings of the International Federation of Orthopaedic and Manipulative Therapists Conference. Perth: International Federation of Orthopaedic and Manipulative Therapists.

Rivett, D.A. (2001). A valid pre-manipulative screening tool is needed. Australian Journal of Physiotherapy, 47(3), 166.

Rivett, D.A., Milburn, P.D. and Chapple, C. (1998). Negative pre-manipulative vertebral artery testing despite complete occlusion: A case of false negativity Manual Therapy, 3(2), 102-107.

Rivett, D.A., Thomas, L. and Bolton, B. (2005). Premanipulative testing: Where do we go from here New Zealand Journal of Physiotherapy, 33(3), 78-84.

Rubinstein, S.M., van Middelkoop, M., Assendelft, W.J., de Boer, M.R. and van Tulder, M.W. (2011). Spinal manipulative therapy for chronic low-back pain. Cochrane Database of Systematic Reviews, 16(2).

Saberi, A. and Syed, S.A. (1999). Meningeal signs: Kernig's sign and Brudzinski's sign. Hospital Physician, 35, 23-26.

Sharma, J., Senjyu, H., Williams, L. and White, C. (2004). Intra-tester and inter-tester reliability of chest expansion measurement in clients with ankylosing spondylitis and healthy individuals. Journal of the Japanese Physical Therapy Association, 7(1), 23.

Shekelle, P.G., Adams, A.H., Chassin, M.R., Hurwitz, E.L. and Brook, R.H. (1992). Spinal manipulation for low-back pain. Annals of Internal Medicine, 117(7), 590-598.

Shirley, D., Magarey, M. and Refshauge, K. (2006). Clinical Guidelines for Assessing Vertebrobasilar Insufficiency in the Management of Cervical Spine Disorders. Australian Physiotherapy Association.

Stuber, K., Lerede, C., Kristmanson, K., Sajko, S. and Bruno, P. (2014). The diagnostic accuracy of the Kemp's test: A systematic review. The Journal of the Canadian Chiropractic Association, 58(3), 258.

Stude, D.E. (2005). A functional pre-manipulative spinal orthopedic assessment maneuver. Journal of Chiropractic Medicine, 4(2), 61-69.

Thiel, H. and Rix, G. (2005). Is it time to stop functional pre-manipulation testing of the cervical spine Manual Therapy, 10(2), 154-158.

Thiel, H., Wallace, K., Donat, J. and Yong-Hing, K. (1994). Effect of various head and neck positions on vertebral artery blood flow. Clinical Biomechanics, 9(2), 105-110.

Thomas, K.E., Hasbun, R., Jekel, J. and Quagliarello, V.J. (2002). The diagnostic accuracy of Kernig's sign, Brudzinski's sign, and nuchal rigidity in adults with suspected meningitis. Clinical Infectious Diseases, 35(1), 46-52.

Uitvlugt, G. and Indenbaum, S. (1988). Clinical assessment of atlantoaxial instability using the sharp-purser test. Arthritis and Rheumatism, 31(7), 918-922.

Westaway, M.D., Stratford, P. and Symons, B. (2003). False-negative extension/rotation pre-manipulative screening test on a patient with an atretic and hypoplastic vertebral artery. Manual Therapy, 8(2), 120-127.

World Health Organization. (2005). WHO Guidelines on Basic Training and Safety in Chiropractic. Geneva: World Health Organization.

Yi-Kai, L. and Shi-Zhen, Z. (1999). Changes and implications of blood flow velocity of the vertebral artery during rotation and extension of the head. Journal of Manipulative and Physiological Therapeutics, 22(2), 91-95.

Zaina, C., Grant, R., Johnson, C., Dansie, B., Taylor, J. and Spyropolous, P. (2003). The effect of cervical rotation on blood flow in the contralateral vertebral artery. Manual Therapy, 8(2), 103-109.

第六章

手法治疗腰椎间盘病变的安全性问题

引言

在操作熟练、规范的前提下，脊椎手法治疗被视为一种针对肌肉骨骼疾病的相对安全的干预手段。其不良反应主要包括症状的暂时加重或出现新的局部症状。以往手法治疗的严重并发症鲜有报道。近年来，有文献报道了一些与腰椎手法治疗相关的不良后果（Boucher 和 Robidoux，2014），如腰椎间盘环状撕裂（LDAT）、腰椎间盘突出（LDH）和退行性椎间盘病变（DDD）；但也有越来越多的证据表明，脊椎手法治疗（SMT）是一种安全且有效的治疗急性和慢性椎间盘源性腰痛（DLBP）的方法（Oliphant，2004）。

因此，治疗师有必要在施行手法操作前明确与脊椎手法治疗相关的风险和获益究竟孰轻孰重。基于医学证据所计算的风险与获益比，决定了知情同意和现代临床决策过程。该方法也适用于椎间盘源性腰痛的脊椎手法治疗。通过回顾文献报道的不良结果，可以确定由腰椎手法治疗引起的严重并发症主要包括马尾综合征（CES）、腰椎间盘环状撕裂（LDAT）和腰椎间盘突出（LDH）。

虽然在全球范围内为脊椎手法治疗的实际风险收益比率制定统一的标准较为困难，但如果只是在选定的群组中进行计算，那么其可行性就明显提高了。美国的脊椎手法治疗师代表了全球最专业的腰椎手法治疗团体（Weeks，2009），经其研究小组报告的脊椎手法治疗并发症总数可用于确定与治疗相关的风险值。然而，公允地讲，这些报告似乎将手法治疗医师与其他脊椎手法治疗者，如外科医生、物理治疗师和按摩师，以及那些技能不熟练、教育不充分和缺乏经验的外行医生或全科医生混为一谈。

腰椎手法治疗风险收益比

要评估腰椎手法治疗后发生严重并发症的风险，应首先排除轻微和短暂的不良反应，这可以通过对文献中报道的严重不良事件的数量和接受脊椎手法治疗的患者数量进行统计和比较来实现。许多作者，包括 Adams 和 Sim（1998）、Cagnie 等（2004）、Smith 等（1995），都曾尝试阐明这个问题。然而，这种不良事件的准确发生率目前尚不清楚，而且这种风险评估在不同的研究之间存在很大差异（表 6.1）。

表 6.1　由腰椎手法治疗引起的严重不良事件的发生率

并发症发生率	并发症的性质	作者
1/1 000 万 ~1/1 亿	马尾综合征	Shekelle 等（1992）
1/2.86 亿	马尾综合征	Haldeman 和 Rubinstein（1992）
1/100 万	马尾综合征	Assendelft、Boulter 和 Knipschild（1996）
1/1 亿	马尾综合征	Coulter（1998）
1/370 万	腰椎间盘突出、腰椎间盘环状撕裂和马尾综合征	Oliphant（2004）

根据脊椎手法治疗相关的文献报道，腰椎手法治疗后的严重并发症，如腰椎间盘突出、腰椎间盘环状撕裂和马尾综合征的发生率为 1/370 万（Oliphant，2004），如果在麻醉下实施手法治疗（MUA），则风险几乎翻倍（Haldeman 和 Rubinstein，1992）。Oliphant 根据近 40 年美国脊椎治疗患者的数据，推算出腰椎间盘突出或马尾综合征患者椎间盘源性腰痛的发生率约为 1/4 600 万（Oliphant，2004）。而 Haldeman 和 Rubinstein（1992）在一项较早的研究中发现，与脊椎手法治疗（SMT）相关的马尾综合征（CES）的发生率仅约为 1/2.86 亿。

为了更清楚地阐明手法治疗的相对安全性，一些作者将腰椎手法治疗与非甾体抗炎药（NSAIDs）、腰椎融合术（LSF）等传统治疗方法进行了比较。众所周知，非甾体抗炎药会造成严重的肾功能损害，并能加重胃肠症状（如胃糜烂/溃疡，甚至导致死亡）和哮喘。Coulter（1998）认为使用腰椎手法治疗远比非甾体抗炎药更为安全，因为采用后者进行治疗时，平均每 1 000 例患者中便有 3.2 例出现相关并发症。此外，Henry 等（1993，1996）报告，除了肾脏并发症和哮喘症状加剧等严重副作用外，成人中与非类固醇抗炎药相关的上消化道并发症发生率约为每 10 万例 147 例。

腰椎融合术（LSF）是一种针对慢性顽固性椎间盘源性腰痛（DLBP）的

手术，每年约有 40 多万美国人接受这种昂贵的手术。然而，腰椎融合术（LSF）会引起诸多并发症，并且 5 年随访时手术失败率高达 13.2%（Greener-Perth 等，2004）。尽管 LSF 失败率很高，但许多有严重顽固性椎间盘源性疼痛的患者在手术后仍能获得较高的满意度。然而，腰椎融合术（LSF）和人工椎间盘置换术等手术替代方案会永久性地改变患者的生活，因此手术治疗仅适用于保守治疗后病情未能改善的患者（Inklebarger，2014）。

综上所述，腰椎手法治疗（SMT）继发性引起严重并发症的风险非常低。尽管一些案例报告者持不同意见（Malawski 等，1993；Li，1989），但最新的文献研究证据提示，使用脊椎手法治疗（SMT）对腰背痛（LBP）患者施加干预是非常安全的。事实上，脊椎手法治疗（SMT）已经多次被推荐为治疗腰椎间盘疾病相对安全有效的干预手段。

例如，Bronfort 等（2004）在一项系统综述中得出结论，脊椎手法治疗（SMT）在缓解椎间盘突出引起的腰背痛（LBP）方面与医疗保健一样有效。一些研究报告甚至将高速低幅扳法（HVLAT）作为促进急性或慢性腰椎间盘突出（LDH）恢复的安全技术（Quon 等，1989；Leemann 等，2014）。

生物医学研究使用一种更新颖的方法来明确手法治疗的不良反应，损伤标记分析也确认了脊椎手法治疗（SMT）的安全性。在一项随机对照实验中，Achalandabaso 等（2014）通过分析急性期蛋白和炎症生物标志物，探讨了脊椎手法治疗（SMT）后发生软组织损伤的可能性。作者在靶组织中未发现损伤标志物有显著变化，故而认为脊椎手法治疗（SMT）对关节和周围组织没有损害。

与非甾体抗炎药、外科手术等常用治疗方法相比，脊椎手法治疗（SMT）对于腰背痛（LBP）而言是相对安全的。但是，强烈建议使用温和的脊椎手法治疗（SMT）技术替代旋转扳法，从而进一步降低不良事件的发生风险（Haldeman、Chapman-Smith 和 Petersen，2004）。

腰椎手法治疗（SMT）是否与腰椎间盘病变有关?

腰椎疾病的发生与腰椎手法治疗之间的关系尚未得到证实。事实上，许多学者对这种关系的有效性提出了质疑，因为到目前为止只有少数支持案例被报道，而且这些报告大多文献记载不详且早已过时，其因果关系只是根据脊椎手法治疗（SMT）后出现的症状推测出来的（Tamburrelli、Genitiempo 和

Logroscino，2011）。

根据研究报道，由脊椎手法治疗（SMT）引起马尾综合征（CES）是非常罕见的。即使不施加脊椎手法治疗（SMT），马尾综合征（CES）也可以自行发生，因此脊椎手法治疗（SMT）与马尾综合征（CES）之间的因果关系可能并不存在。事实上，马尾综合征（CES）通常继发于严重的腰椎间盘突出（LDH），并可能由于其他腰椎疾病而变得复杂，如先天性椎管狭窄和脊椎滑脱。CES 的危险因素包括肥胖、男性、既往有背部疾病史、年龄超过 40 岁、职业因素或运动史，其中包括反复的脊柱负重（Kostova 和 Koleva，2001）。

在实验室进行的脊柱测试已经证明，过度屈曲、侧曲和严重挤压的组合可以导致椎间盘的环状撕裂和脱垂（Adams 和 Hutton，1982）。然而，发生椎间盘脱垂时，必然同时存在环状撕裂（裂隙）和髓核脱出（Brinckmann 和 Porter，1994）。导致腰椎间盘突出（LDH）的脊椎运动组合经常发生在负重上举过程中。流行病学文献研究显示，同时进行反复上举和扭转运动的人患腰椎间盘突出（LDH）的可能性是其他人的 3 倍（Kelsey 等，1984）。

腰椎间盘突出（LDH）可发生在患有非特异性腰背痛（LBP）的青少年中（Kumar 等，2007；Dang 和 Liu，2010）。虽然发病机制尚不清楚，但这可能是由日常的学校活动引起的（Kaspiris 等，2010）。此外，有证据表明，健康或轻度退变的脊柱比严重退变或患有关节炎的脊柱更容易发生椎间盘突出（Schmidt 等，2007a，2007b）。综上所述，可以推断只有在椎间盘已经碎裂的情况下，脊椎手法治疗（SMT）才有可能会加剧腰椎间盘突出（LDH）或马尾综合征（CES）的症状。因此，我们可以认定腰椎间盘突出（LDH）的发病与手法治疗之间没有必然关联。

此外，还必须考虑到多达 40% 的接受脊椎手法治疗的患者可能存在椎间盘源性腰背痛（DLBP）（Schwarzer 等，1995）。许多研究表明，椎间盘退变与遗传易感性密切相关（Battie 等，1995a，1995b；Matsui 等，1998；Sambrook、MacGregor 和 Spector，1999）。因此，尽管所谓的椎间盘源性腰背痛（DLBP）症状恶化是针对整脊手法治疗师最常见的医疗事故索赔原因，但是与脊椎手法治疗（SMT）相关的严重并发症并不多见（Jagbandhansingh，1997）。

根据上述讨论，多数情况下脊椎手法治疗并不会引起不必要的伤害，但可能会加重患者已有的损伤。尽管可供参考的例子不多，但是也可以推测至少有部分由于脊椎手法治疗（SMT）造成不良后果的案例可能有着相同的起因和结局。然而事实上，当临床医生对有椎间盘突出前兆的患者实施脊椎手法治疗（SMT）时，如果出现腿部疼痛和神经功能病变表现，他的治疗方案就有可能会被患者追究。例如，治疗师在对患有急性腰椎间盘突出（LDH）的患者实施5级侧位脊椎手法治疗（SMT）时，如果出现急性椎间盘突出的前驱症状，就可能会被追究法律责任。

与脊椎手法治疗（SMT）相关的并发症可归因于不正确的临床判断、经验不足或技术使用不当。为了减少不当伤害的风险，进行合理的临床判断、掌握扎实的技能和提供高质量的护理是非常重要的。因此，如 Barnes 和 Cox 等脊椎手法治疗（SMT）实践者，提倡使用更温和的手法（如屈曲—分离技术）谨慎地治疗椎间盘源性腰背痛（DLBP）。

结论

综上所述，腰椎手法治疗椎间盘源性腰痛（DLBP）是一种相对安全有效的干预手段。由脊椎手法治疗（SMT）引起的严重不良事件的发生概率非常低，如腰椎间盘突出（LDH）恶化或出现马尾综合征（CES）的表现。事实上，腰椎手法治疗（SMT）与严重腰椎病变的因果关系尚未明确。脊椎手法治疗（SMT）可能并不会引起腰椎间盘疾病，只是加重了现有病情。因此，为了避免不必要的伤害，在施术前进行细致全面的评估非常重要。此外，在施术前，应明确操作技术的适当性。

然而，要准确判断脊椎手法治疗（SMT）后椎间盘损伤或症状加重的发生率还需要更多的研究，对此应进行更深入的实验研究以确定脊椎手法治疗（SMT）能否导致椎间盘突出。此外，还要精心设计高质量的随机对照实验，横向比较脊椎手法治疗与其他保守治疗方法对腰椎间盘突出（LDH）的疗效，从而确定究竟何种患者更受益于哪一种治疗方式。

小结

· 与脊椎手法治疗（SMT）相关的腰椎间盘突出（LDH）、腰椎间盘环状撕裂（LDAT）或马尾综合征（CES）的发生率非常低——大约每 3 700 万例中仅有 1 例。

·LDH、LDAT 和 CES 具有较强的遗传性，经常自行发生，可能具有独立的病理演变过程，并非由腰椎手法治疗（SMT）引起。因此，建议对既往情况和当前病情做出合理的判断，进行全面的体格检查并准确记录，以规避潜在的风险。

·在进行腰椎旋转手法治疗（SMT）技术时，应避免使腰椎过屈。

·针对急性椎间盘源性腰痛（DLBP）或破裂型 / 游离型腰椎间盘突出（LDH）患者实施 5 级旋转或高速扳法（HVT），有可能会引发不良后果且治疗师需要承担相应的法律责任。因此，应尽量避免选择这样的治疗方案。

·依照 Cox、Leander 和 McManis 所提出的方案，使用温和手法、长轴固定和手动牵引技术，配合常规预防措施，可能是更稳妥的选择。

·患者保持清醒并及时给予反馈会使治疗更加安全。由于麻醉状态会增加脊椎手法治疗（SMT）带来严重并发症的风险，因而在患者被麻醉的情况下禁用手法治疗。

参考文献

Achalandabaso, A., Plaza-Manzano, G., Lomas-Vega, R., Martínez-Amat, A. et al. (2014). Tissue damage markers after a spinal manipulation in healthy subjects: A preliminary report of a randomized controlled trial. Disease Markers, Epub.

Adams, G. and Sim, J. (1998). A survey of UK manual therapists' practice of and attitudes towards manipulation and its complications. Physiotherapy Research International, 3(3), 206-227.

Adams, M.A. and Hutton, W.C. (1982). Prolapsed intervertebral disc: A hyperflexion injury. Spine, 7(3), 184-191.

Assendelft, V.J., Bouter, L.M. and Knipschild, P.G. (1996). Complications of spinal manipulation. Journal of Family Practice, 42(5), 475-480.

Battie, M.C., Haynor, D.R., Fisher, L.D., Gill, K., Gibbons, L.E. and Videman, T. (1995a). Similarities in degenerative findings on magnetic resonance images of the lumbar spines of identical twins. Journal of Bone and Joint Surgery, 77(11), 1662-1670.

Battie, M.C., Videman, T., Gibbons, L.E., Fisher, L.D., Manninen, H. and Gill, K. (1995b). Determinants of lumbar disc degeneration: A study relating lifetime exposures and magnetic resonance imaging findings in identical twins. Spine, 20(24), 2601-2612.

Boucher, P. and Robidoux, S. (2014). Lumbar disc herniation and cauda equina syndrome following spinal manipulative therapy: A review of six court decisions in Canada. Journal of Forensic and Legal Medicine, 22, 159-169.

Brinckmann, P. and Porter, R.W. (1994). A laboratory model of lumbar disc protrusion: Fissure and fragment. Spine, 19(2), 228-235.

Bronfort, G., Haas, M., Evans, R.L. and Bouter, L.M. (2004). Efficacy of spinal manipulation and mobilization for low back pain and neck pain: A systematic review and best evidence synthesis. The Spine Journal, 4(3), 335-356.

Cagnie, B., Vinck, E., Beernaert, A. and Cambier, D. (2004). How common are side effects of spinal manipulation and can these side effects be predicted Manual Therapy, 9(3), 151-156.

Coulter, I.D. (1998). Efficacy and risks of chiropractic manipulation: What does the evidence suggest Integrative Medicine, 1(2), 61-66.

Dang, L. and Liu, Z. (2010). A review of current treatment for lumbar disc herniation in children and adolescents. European Spine Journal, 19(2), 205.

Greiner-Perth, R., Boehm, H., Allam, Y., Elsaghir, H. and Franke, J. (2004). Reoperation rate after instrumented posterior lumbar interbody fusion: A report on 1680 cases. Spine, 29(22), 2516-2520.

Haldeman, S. and Rubinstein, S.M. (1992). Cauda equina syndrome in patients undergoing manipulation of the lumbar spine. Spine, 17(12), 1469-1473.

Haldeman, S., Chapman-Smith, D. and Petersen, D.M. (2004). Guidelines for Chiropractic Quality Assurance and Practice Parameters: Proceedings of the Mercy Center Consensus Conference. Burlington, MA: Jones & Bartlett Learning.

Henry, D., Dobson, A. and Turner, C. (1993). Variability in the risk of major gastrointestinal complications from nonaspirin nonsteroidal anti-inflammatory drugs. Gastroenterology, 105, 1078-1078.

Henry, D., Lim, L.L., Rodriguez, L.A.G., Gutthann, S.P. et al. S. (1996). Variability in risk of gastrointestinal complications with individual non-steroidal anti-inflammatory drugs: Results of a collaborative metaanalysis. British Medical Journal, 312(7046), 1563-1566.

Inklebarger, J. (2014). Discogenic lower back pain: Current concepts. International Musculoskeletal Medicine, 36(2), 50-53.

Jagbandhansingh, M.P. (1997). Most common causes of chiropractic malpractice lawsuits. Journal of Manipulative and Physiological Therapeutics, 20(1), 60-64.

Kaspiris, A., Grivas, T.B., Zafiropoulou, C., Vasiliadis, E. and Tsadira, O. (2010). Nonspecific low back pain during childhood: A retrospective epidemiological study of risk factors. Journal of Clinical Rheumatology, 16(2), 55-60.

Kelsey, J.L., Githens, P.B., White, A.A., Holford, T.R. et al. (1984). An epidemiologic study of lifting and twisting on the job and risk for acute prolapsed lumbar intervertebral disc. Journal of Orthopaedic Research, 2(1), 61-66.

Kostova, V. and Koleva, M. (2001). Back disorders (low back pain, cervicobrachial and lumbosacral radicular syndromes) and some related risk factors. Journal of the Neurological Sciences, 192(1), 17-25.

Kumar, R., Kumar, V., Das, N.K., Behari, S. and Mahapatra, A.K. (2007). Adolescent lumbar disc disease: Findings and outcome. Child's Nervous System, 23(11), 1295-1299.

Leemann, S., Peterson, C.K., Schmid, C., Anklin, B. and Humphreys, B.K. (2014). Outcomes of acute and chronic patients with magnetic resonance imaging-confirmed symptomatic lumbar disc herniations receiving high-velocity, low-amplitude, spinal manipulative therapy: A prospective observational cohort study with one-year follow- up. Journal of Manipulative and Physiological Therapeutics, 37(3), 155-163.

Li, J.S. (1989). Acute rupture of lumbar intervertebral disc caused by violent manipulation. Zhonghua wai ke za zhi［Chinese Journal of Surgery］, 27(8), 477.

Malawski, S., Milecki, M., Nowak-Misiak, M., Sokólski, B. and Szlapin, M. (1993). Complications of vertebral disc and spinal diseases after manipulation therapy. Chirurgia narzadów ruchu i ortopedia polska, 58(2), 3.

Matsui, H., Kanamori, M., Ishihara, H., Yudoh, K., Naruse, Y. and Tsuji, H. (1998). Familial predisposition for lumbar degenerative disc disease: A case-control study. Spine, 23(9), 1029-1034.

Oliphant, D. (2004). Safety of spinal manipulation in the treatment of lumbar disk herniations: A systematic review and risk assessment. Journal of Manipulative and Physiological Therapeutics, 27(3), 197-210.

Quon, J.A., Cassidy, J.D., O'Connor, S.M. and Kirkaldy-Willis, W.H. (1989). Lumbar intervertebral disc herniation: Treatment by rotational manipulation. Journal of Manipulative and Physiological Therapeutics, 12(3), 220-227.

Sambrook, P.N., MacGregor, A.J. and Spector, T.D. (1999). Genetic influences on cervical and lumbar disc degeneration. Arthritis and Rheumatology, 42(2), 336.

Schmidt, H., Kettler, A., Heuer, F., Simon, U., Claes, L. and Wilke, H.J. (2007a). Intradiscal pressure, shear strain, and fiber strain in the intervertebral disc under combined loading. Spine, 32(7), 748-755.

Schmidt, H., Kettler, A., Rohlmann, A., Claes, L. and Wilke, H.J. (2007b). The risk of disc prolapses with complex loading in different degrees of disc degeneration: A finite element analysis. Clinical Biomechanics, 22(9), 988-998.

Schwarzer, A.C., Aprill, C.N., Derby, R., Fortin, J., Kine, G. and Bogduk, N. (1995). The prevalence and clinical features of internal disc disruption in patients with chronic low back pain. Spine, 20(17), 1878-1883.

Shekelle, P.G., Adams, A.H., Chassin, M.R., Hurwitz, E.L. and Brook, R.H. (1992). Spinal manipulation for low-back pain. Annals of Internal Medicine, 117(7), 590-598.

Smith, S.E., Darden, B.V., Rhyne, A.L. and Wood, K.E. (1995). Outcome of unoperated discogram-positive low back pain. Spine, 20(18), 1997.

Tamburrelli, F.C., Genitiempo, M. and Logroscino, C.A. (2011). Cauda equina syndrome and spine manipulation: Case report and review of the literature. European Spine Journal, 20(1), 128-131.

Weeks, W.B. (2009). The supply and demand of chiropractors in the United States from 1996 to 2005. Alternative Therapies in Health and Medicine, 15(3), 36.

第七章

椎动脉夹层的临床表现

椎动脉夹层（Vertebral artery dissection，VAD）是指位于颈部的椎动脉血管壁被撕裂形成双腔分离，通常会导致夹层处动脉的血流中断，最终形成血栓。

流行病学

椎动脉夹层（VAD）在人群中的发生率很低，估计为（1~1.5）/100 000（Park 等，2008），Kim 和 Schulman（2009）在回顾了一项人群研究后发现，美国和法国椎动脉夹层（VAD）的年均发生率为（1~1.1）/100 000。但是，在 1994~2003 年，椎动脉夹层（VAD）的发病率增加了约 3 倍。这种发病率的激增其实主要归因于目前临床诊断设备的精密度越来越高（如磁共振成像），无形中提高了诊断的准确性。

临床表现

越来越多的学者认同椎动脉夹层（VAD）可以造成脑干卒中，尤其是对于年轻人和 45 岁以下的健康成年人而言。椎动脉夹层患者的典型表现为颈后部、头后部的剧痛，伴有上述两个部位或其中之一的受伤史。由于脑干和小脑缺血，VAD 患者常会有局灶性神经功能受损，但多在 3 天的潜伏期后出现。

也有文献报道在夹层发生数周或数年后才出现相关症状。许多患者可能仅仅有一过性的神经系统症状（Fukuhara 等，2015）。

通常，头痛可能是椎动脉夹层（VAD）唯一的临床表现。Kim 和 Schulman（2009）发现，50%~75% 的病例出现头痛，几乎一半的患者表示这种头痛是一种之前从未经历过的独特的疼痛。此外，40% 的病例在夹层发生数天或数周前曾有外伤史。然而，在 90% 的情况下，这些患者所遭受的创伤是轻微的（Debette，2014）。超过 75% 的椎动脉夹层患者完全恢复或仅残留极轻微的功能障碍，其他患者通常会发展为较严重的残疾，但死亡率较低，约为2%（Campos-Herrera 等，2008）。

脊椎的手法操作是否与 VAD 有关？

颈椎手法操作（Cervical spine manipulation，CSM）被认为与椎动脉夹层的发生有关。通常认为，在进行颈椎旋转性手法操作中过度牵拉动脉会导致椎动脉夹层的形成（Nadgir 等，2003）。椎动脉夹层主要发生在寰枢关节水平。但是，由 CSM 引起的椎动脉夹层非常罕见，发病率约为1/5 850 000（Haldeman 等，2002）。

此外，颈部手法操作与中风的关联也缺乏明确证据的支持。然而，血管意外的风险不容忽视，应当采取适当的措施来预防颈部手法操作可能带来的危险。WHO 在 2005 年发布的参考指南中说明了脊椎手法操作的绝对禁忌证、相对禁忌证以及危险指征（red flags），包括长期抗凝治疗、某些血液异常、胶原蛋白疾病、先天性畸形及既往脑血管意外史等。此外，Vautravers 和 Maigne（1999）提出了五项建议，以限制对潜在危险人群使用旋转推挤类颈椎手法操作。随后，法国骨科和骨科手法医学协会（The French Society of Orthopaedic and Osteopathic Manual Medicine，SOFMMOO）采纳了这些建议。

SOFMMOO 建议

1. 进行CSM操作前就存在的头昏、头痛、眩晕或恶心发作，是手法操作的绝对禁忌证，因为这些症状表明之前很可能有过椎动脉夹层。

2. 对于3~4天内的急性头颈痛，应避免使用推挤类操作手法，因为头颈痛可能是由自发性椎动脉夹层引起的。

3. 作为治疗前测试的一部分，在进行任何颈椎的手法操作前，都必须进行神经系统检查。

4. 颈椎的旋转推挤类手法不适合50岁以下的女性。50岁以下男性首次就诊时同样要避免使用；如果患者的病情没有改善，可以在后续的治疗中酌情选用。强烈推荐使用松动手法、MET（肌肉能量技术）、颈部的软组织技术和上段胸椎挤压类手法操作，来代替旋转推挤类的手法。

参考文献

Campos-Herrera, C.R., Scaff, M., Yamamoto, F.I. and Conforto, A.B. (2008). Spontaneous cervical artery dissection: An update on clinical and diagnostic aspects. Arquivos de neuro-psiquiatria, 66(4), 922-927.

Debette, S. (2014). Pathophysiology and risk factors of cervical artery dissection: What have we learnt from large hospital-based cohorts Current Opinion in Neurology, 27(1), 20-28.

Fukuhara, K., Ogata, T., Ouma, S., Tsugawa, J., Matsumoto, J. et al. (2015). Impact of initialsymptom for accurate diagnosis of vertebral artery dissection. International Journal of Stroke, 10(A100), 30-33.

Haldeman, S., Carey, P., Townsend, M. and Papadopoulos, C. (2002). Clinical perceptions of the risk of vertebral artery dissection after cervical manipulation: The effect of referral bias.The Spine Journal, 2(5), 334-342.

Haynes, M.J., Vincent, K., Fischhoff, C., Bremner, A.P., Lanlo, O. and Hankey, G.J. (2012).Assessing the risk of stroke from neck manipulation: A systematic review. International Journal of Clinical Practice, 66(10), 940-947.

Kim, Y.K. and Schulman, S. (2009). Cervical artery dissection: Pathology, epidemiology and management. Thrombosis Research, 123(6), 810-821.

Nadgir, R.N., Loevner, L.A., Ahmed, T., Moonis, G. et al. (2003). Simultaneous bilateral internal carotid and vertebral artery dissection following chiropractic manipulation: Case report and review of the literature. Neuroradiology, 45(5), 311-314.

Park, K.W., Park, J.S., Hwang, S.C., Im, S.B., Shin, W.H. and Kim, B.T. (2008). Vertebral artery dissection: Natural history, clinical features and therapeutic considerations.Journal of Korean Neurosurgical Society, 44(3), 109-115.

Vautravers, P.H. and Maigne, J.Y. (1999). Cervical spine manipulation and the precautionaryprinciple. Joint, Bone, Spine: Revue du Rhumatisme, 67(4), 272-276.

World Health Organization (2005). WHO Guidelines on Basic Training and Safety in Chiropractic. Geneva: World Health Organization.

第八章

呼吸在手法治疗中的重要性

简介

呼吸是人体最为重要的一项生理功能，对于维持正常生命活动来说至关重要。我们每个人平均每天要呼吸约 20 000 次（Priban，1963）。充分的呼吸对身体健康有着积极的影响。呼吸模式反映了包括肌肉骨骼系统、呼吸系统和神经系统等在内的身体各个系统是否正常运作（CliftonSmith 和 Rowley，2011）。

在手法治疗中，患者的呼吸模式与治疗师施加在患者身上的压力和阻力一样重要。恰当的呼吸模式能使患者放松并改善患者的认知状态，所以治疗师通常会使用多种技术协调患者的呼吸；同时，在施术过程中，治疗师会根据情况嘱患者进行深吸气或深呼气来配合治疗。然而，虽然手法治疗师非常重视患者的呼吸模式，但是在手法治疗相关的教科书和文献中，却鲜有关于呼吸在手法治疗中的重要性的描述。

因此，本章的目的旨在说明调整呼吸在使用手法操作技术中的重要性。此外，本章还阐述了呼吸的生理学机制及在吸气和呼气时发生的生理学反应，以及屏气的生理学效应。

呼吸的生理学

从生理学角度看，呼吸是人体摄入氧气，排出二氧化碳的过程，即我们通常所说的气体交换。一般来说，我们每分钟呼吸 12~20 次（Barrett、Barman 和 Boitano，2010）。这个过程远比我们想象的要更加复杂。

呼吸的机制

呼吸的机制十分复杂，虽然我们可以试图暂时性屏息，但是我们并不能完全支配呼吸过程。控制人体呼吸节律的呼吸中枢位于脑桥和延髓。呼吸中枢通过向肺部传递信号来调控呼吸的节律，这种控制是自动的、自发的、非自主性的（Shier、Butler 和 Lewis，2001）。

- 吸气，是将氧气吸入肺中的过程。在正常的吸气过程中，膈肌收缩并向下移动。膈肌是一块半圆形的骨骼肌，将胸腔和腹腔分隔开。膈肌向下朝向腹腔运动，使得胸腔的体积增加。肋间外肌在吸气时也会发生收缩，从而使肋骨和胸骨随着吸气上抬、外扩从而使胸廓扩张。胸廓扩张造成胸腔容积增大，使肺内的气体压力小于外界的大气压，根据气体从高压处流向低压处的原理，气体最终得以进入肺泡（Shier 等，2001；Novotny 和 Kravitz，2007）。

- 呼气，是将二氧化碳呼出的过程。呼气时，膈肌放松，回到原来的位置，使胸腔的体积恢复原来的大小；同时，肋间肌放松，肋骨和胸骨下沉内收，胸廓收缩，导致胸腔容积减小。此时肺内气体压力高于外界大气压，最终使肺泡内的气体排出（Barrett 等，2010；Standring，2008；Novotny 和 Kravitz，2007）。

屏气的生理学作用

屏气的生理学作用也十分复杂。屏气是一种自主反应并受多种因素影响，包括心理状态、肺的弹性舒张以及化学感受器对呼吸的调节。如果屏气时间过长，可能会出现胸闷、眩晕甚至意识丧失等。但是，屏气到意识丧失的情况较为罕见，且有科学研究证明这种意识丧失只是暂时性的（Skow 等，2015）。

通常来说，屏气时血液中的氧分压会下降至正常范围以下，而二氧化碳的动脉分压开始上升至超过正常水平（Lin 等，1974）。血液中的氧气和二氧化碳的水平变化会刺激外周和中枢的化学感受器。感受器受到刺激后，会向位于脑桥和延髓的呼吸中枢传递冲动，从而产生一次呼吸运动，随后引起不自主的呼吸行为。但是，我们至今仍不清楚屏气会对呼吸肌（如膈肌和肋间肌）产生怎样的影响（Parkes，2006）。

呼吸的重要性

呼吸对于我们的正常生命活动来说至关重要。它能够为人体提供足够的氧气，同时排出代谢废物。没有充足的氧气供应，人体的器官将会迅速衰竭：大脑会停止工作，血流会加快。另一方面，如果代谢废物没有及时清除，则将会严重损害机体的细胞、组织以及器官的功能。因此，通过呼吸，人体能够有效平衡身体内外的气体交换（Fried，1993）。

呼吸对于人的思维活动也有一定的积极作用。正常的呼吸行为有助于维持平静且放松的状况；反之，如果呼吸急促且不规则，则会对人的思维产生相反的作用。此外，呼吸对于人体的运动和稳定同样重要。膈肌与包括腹内/外斜肌、腹横肌、腰方肌和盆底肌在内的多组肌肉协同工作，在保持核心稳定的同时维持腹压。所有这些结构都有助于稳定核心，并且确保有效的运动和呼吸（Clifton、Smith 和 Rowley，2011）。

为什么呼吸与手法治疗有关？

从事手法治疗者，包括物理治疗师、骨科医师和整脊治疗师，在进行手法操作时都十分关注患者的呼吸。他们通常在患者呼气时调整治疗的手法技术，这蕴含着诸多好处：

- 呼气过程更为容易。不像吸气和屏气，呼气的压力要小得多。它几乎不费力，因为弹性回缩会使肺内的气体被动排出。此外，呼气时肋骨也会因重力因素而自动下垂。

- 呼气会带来一种放松感。当深吸气再缓缓呼出时，人的思维会变得稳定。这是因为深而慢的呼吸会激活副交感神经系统，抑制会导致心烦意乱的生理学因素，包括血压、应激激素水平、肌肉张力和心率等。

- 呼气带来姿势和脊椎的双重稳定。呼气时，膈肌和肋间外肌放松，胸腔容积缩小。膈肌在呼吸和姿势稳定中发挥着重要的作用（Hodges 和 Gandevia，2000）。膈肌与其他肌肉一起，在维持腹腔内压方面起重要作用；而当腹压增加时，脊椎将会变得更为稳定。

此外，治疗师通常会将他们自身的姿势和呼吸与患者的呼吸协调起来，以便更好地利用呼吸进行手法操作。出于这个原因，手法治疗师在进行手法操作时经常要求患者与他们同步呼气。

为什么手法操作不在屏气时进行?

理论上讲，治疗师不应在患者屏气时进行手法操作。因为此时进行操作可能会引起患者缺氧，而氧气对于机体维持正常生理功能而言尤为重要。当我们屏气时，体内氧气水平下降，二氧化碳水平迅速上升（Lin 等，1974），而这会使人体的血压产生剧烈的波动（先急速上升，然后突然下降），最终会导致疲劳、乏力、胸闷、眩晕，甚至出现意识丧失（Skow 等，2015）。此外，由于屏气会影响与呼吸相关的肌肉组织，所以在屏气的同时进行手法操作可能会对患者的胸腔和腹部造成压迫，增加腹内压力，破坏姿势和脊椎的稳定。

参考文献

Barrett, K.E., Barman, S.M. and Boitano, S. (2010). Ganong's Review of Medical Physiology. New Delhi:McGraw-Hill.

CliftonSmith, T. and Rowley, J. (2011). Breathing pattern disorders and physiotherapy: Inspiration for ourprofession. Physical Therapy Reviews, 16(1), 75-86.

Fried, R. (1993). The Psychology and Physiology of Breathing: In Behavioral Medicine, Clinical Psychology, and Psychiatry. New York, NY: Springer Science & Business Media.

Hodges, P.W. and Gandevia, S.C. (2000). Activation of the human diaphragm during a repetitive postural task. The Journal of Physiology, 522(1), 165-175.

Lin, Y.C., Lally, D.A., Moore, T.O. and Hong, S.K. (1974). Physiological and conventional breath-hold breaking points. Journal of Applied Physiology, 37(3), 291-296.

Novotny, S. and Kravitz, L. (2007). The science of breathing. IDEA Fitness Journal, 4(2), 36-43.

Parkes, M.J. (2006). Breath-holding and its breakpoint. Experimental Physiology, 91(1), 1-15.

Priban, I.P. (1963). An analysis of some short-term patterns of breathing in man at rest. The Journal of Physiology, 166(3), 425-434.

Shier, D., Butler, J. and Lewis, R. (2001). Human Anatomy and Physiology. New York, NY: McGraw-Hill.

Skow, R.J., Day, T.A., Fuller, J.E., Bruce, C.D. and Steinback, C.D. (2015). The ins and outs of breath holding: Simple demonstrations of complex respiratory physiology. Advances in Physiology Education, 39(3), 223-231.

Standring, S. (2008). Gray's Anatomy: The Anatomical Basis of Clinical Practice. London: Churchill Livingstone.

第二部分

技　术

第九章

颈　椎

概述

多年来，颈椎手法治疗（Cervical spine manipulation，CSM）一直被用于治疗各种头颈部疾病，如上背痛、颈部疼痛和僵硬、颈椎间盘疾病、头痛和偏头痛等。采用该治疗手段的治疗师们普遍将 CSM 视为一种不良反应相对较少且安全有效的治疗手段（Killinger，2004）。然而，近年来多项研究指出，颈椎手法治疗（CSM）后可能会出现一系列严重的，甚至危及生命的并发症，对健康的潜在风险可能会抵消其医疗收益（Di Fabio，1999；Ernst，2007；Leon-Sanchez、Cuetter 和 Ferrer，2007；Gouveia、Castanho 和 Ferreira，2009；Puentedura 等，2012）。

但也有研究者认为颈椎手法治疗（CSM）后严重不良事件的发生率是可预见的，主要归咎于治疗师对人体生物力学知识掌握不牢、手法操作不熟练、前期检查和诊断不充分等三方面因素（Refshauge 等，2002；Haneline 和 Triano，2005）。综上所述，扎实的理论基础和过硬的手法技术是治疗师进行颈椎手法治疗的前提。

本章主要围绕颈椎节段各个关节展开讲解，通过关节活动度和特殊检查来判断该节段是否存在病变。此外，本章节还介绍了一些常见的颈椎损伤和颈椎手法治疗（CSM）的危险指征。

关节

颈椎由脊椎最顶端的 7 块椎骨（C1-C7）组成，起自颅骨下方，止于胸椎上方。按照功能可将其划分为两个节段：上颈段（O-C2）和下颈段（C3-C7）。上颈段较为特殊，包括枕部（O）、寰椎（C1）和枢椎（C2）。下颈段则由相对典型的椎骨组成，包括椎体、棘突、椎板、椎弓根、小面关节（Dodwad、Khan 和 An，2014）。

表 9.1　颈椎关节

关节名称	描述	功能
寰枕关节（O–C1）	・椭圆形的滑膜关节 ・由寰椎和枕骨髁状突吻合而成的关节 ・由一对髁状关节组成	・承担颈部 50% 的屈曲和伸展运动 ・支撑头颈部的重量，承担头颈部的活动
寰枢关节（C1–C2）	・由 3 个滑膜关节组成的复杂关节 ・由寰椎和枢椎组成的关节 ・由一对平面关节（侧位骨突关节）和一个车轴关节（正中关节）组成	・承担颈部 50% 的旋转运动 ・支撑头颈部的重量，承担头颈部的活动
下颈椎关节（C3–C7）	・起自枢椎下表面，止于第一胸椎（T1）上表面 ・由钩椎关节、椎间盘、椎体以及小关节组成	・承担颈部 50% 的屈曲、伸展和旋转运动

引自：White 和 Panjabi（1990）；Johnson（1991）；Standring（2008）

关节活动度

颈椎是整个脊椎中最灵活的部分，活动范围较大。然而，颈椎的运动又是十分复杂的，因为每个关节不仅有其自身的运动，还需与相邻节段配合、协同运动。（Van Mameren 等，1989）。通常来说，颈椎的运动范围涉及 3 个维度：

旋转	可达 90°（两侧）
屈曲	80°~90°
伸展	约 70°
侧屈	20°~45°

引自：修改编引自 Swartz、Floyd 和 Cendoma（2005）

表 9.2　颈椎关节活动度

运动单位	运动范围
O–C1	• 屈曲和伸展各约 25° • 绕中轴旋转约 5° • 侧屈约 7°
C1–C2	• 屈曲和伸展各约 25° • 绕中轴旋转约 30° • 侧屈约 4°（或小于 4°）
C2–C3	• 屈曲和伸展各约 8° • 旋转约 9° • 侧屈约 10°
C3–C4	• 屈曲和伸展各约 13° • 旋转约 12° • 侧屈约 10°
C4–C5	• 屈曲和伸展各约 19° • 旋转约 12° • 侧屈约 10°
C5–C6	• 屈曲和伸展各约 17° • 旋转约 14° • 侧屈约 8°
C6–C7	• 屈曲和伸展各约 16° • 旋转约 10° • 侧屈约 7°

引自：Tubbs 等（2010，2011）；Schafer 和 Faye（1990）

常见损伤

　　跌倒和车祸是导致颈椎损伤的主要原因，常会造成颈椎骨折。根据其损伤的严重程度不同，部分患者会继发不同程度的疼痛和脊椎功能障碍（Torretti 和 Sengupta，2007）。受影响最大的两个颈椎节段是 C0–C2 和 C6–C7 节段，而多数发生在寰枢关节的颈椎损伤则往往是致命的（Travton，1982）。

表 9.3　颈椎关节常见损伤

损伤	主要特征
寰枕脱位	• 是一种高度不稳定的颅颈损伤，多伴有明显的神经系统症状，发病率和死亡率高 • 可能由寰枕节段剧烈的屈伸运动导致 • 破坏枕骨（O）与 C1 之间所有的韧带和（或）骨连接
Jefferson 骨折	• 由向下压缩力导致的寰椎骨折 • 前、后椎弓骨折或均有 • 可导致寰椎环形 4 个部分全部骨折
齿状突骨折	• 发生在齿突基底部的骨折 • 骨折节段可能向前、向后和向侧方发生移位
寰枢椎半脱位	• C1–C2 节段的关节紊乱，使颈部旋转活动受限 • 常见于横韧带断裂和颈部屈曲时上颈椎节段未随之旋转 • 齿突与寰椎后弓之间的脊髓受压，可能导致神经损伤
枢椎椎弓骨折	• C2 过度伸展导致的不稳定性骨折 • 通常由于汽车碰撞造成，导致累及 C2 椎弓根的双侧骨折

引自：Hall 等（2015）；Trafton（1982）；Goldberg 等（2001）

危险指征（red flags）

作为检查过程中的重要一环，颈椎严重病变的危险指征能够帮助术者做出正确的临床诊断。如果在患者身上发现危险指征，应首先进行合理的临床推理，并尽可能谨慎地进行功能锻炼，降低患者在接受 CSM 后出现不良反应的风险。

表 9.4　颈椎严重病变的危险指征

情况	症状和体征
脊髓型颈椎病	**脊髓型颈椎病** • 手部感觉障碍 • 手内在肌萎缩 • 阵挛 • Babinski 征阳性 • Hoffman 征阳性

（续表）

情况	症状和体征
	• 步态不稳 • 膀胱和肠道功能紊乱 • 反旋后肌征 • 反射亢进 • 多节段感觉异常 • 多节段无力
炎症或全身性疾病	• 缓慢起病 • 遗传疾病家族史 • 疲劳 • 体温高于 37.8℃ • 血压高于 160/95 mmHg • 静息脉搏高于 100 次 / 分 • 平静呼吸高于 25 次 / 分
肿瘤	• 年龄大于或等于 50 岁 • 既往有癌症病史 • 持续性疼痛，休息时没有缓解 • 不明原因的体重减轻 • 夜间痛
上颈段韧带不稳	• 既往颈部创伤史 • 枕部麻木、头痛 • 颈部各方向主动活动度严重受限 • 唐氏综合征
其他严重颈部病变	• 既往有椎基底动脉供血不足病史 • 头晕 / 眩晕 • 跌倒 • 共济失调 • 恶心 • 言语困难 • 构音障碍 • 复视

引自：WHO（2005）；Puentedura 等（2012）

特殊检查

表 9.5　用于颈椎严重病变评估的特殊检查

试验	操作步骤	阳性体征	解释
椎动脉试验（Vertebral artery test）	患者取仰卧位或坐位，检查者缓慢、被动地伸展和（或）转动患者的头部和颈部至最大运动范围，令患者保持仰卧或坐立位姿势。检查者观察椎基底动脉供血不足的相关症状，在各个体位上维持至少 10 秒	• 头晕 • 恶心呕吐 • 跌倒 • 暂时的视力或听力缺失 • 针刺感 • 复视 • 面色苍白、出汗 • 麻痹 • 构音障碍	椎动脉压迫或闭塞
上颈椎稳定性测试（sharp–purser test）	患者取坐位，检查者立于患者的一侧。检查者将一只手的手掌置于患者前额，另一只手的拇指和其余四指指腹轻柔地稳定枢椎（C2）的棘突。嘱患者缓慢屈曲头部，用颈部进行轻微的点头运动；同时，检查者将患者的头部向后推动	• 头部在运动轴上向后滑动 • 听到声响 • （疼痛等）症状重现	寰枢椎不稳
椎间孔挤压试验（Spurling's test）	患者取坐位，检查者站在患者身后并用双手环锁住患者头部。患者侧屈颈部，同时检查者施加向下的挤压力	• 患者腋下放射性症状再现	椎间孔受挤压
牵拉试验（Distraction test）	患者取仰卧位，头枕在枕上。检查者一手轻轻握住患者寰椎的椎弓，另一只手卡住枕骨，然后轻柔地牵拉头部。如于中立位未出现症状，则应在患者颈部微屈和伸展时重复该试验	• 手法牵引时垂直移位过大 • 眼球震颤等症状再现	• 耳蜗盖膜不稳 • 上颈椎韧带不稳

引自：Grant（1996）；Mintken, Metrick and Flynn（2008）；Hartley（1995）；Osmotherly, Rivett and Rowe（2012）

参考文献

Di Fabio, R.P. (1999). Manipulation of the cervical spine: Risks and benefits. Physical Therapy, 79(1), 50-65.

Dodwad, S.N.M., Khan, S.N. and An, H.S. (2014). Cervical spine anatomy. In F.H. Shen, D.Samartzis and R.G. Fessler (Eds), Textbook of the Cervical Spine. Maryland Heights, MO: Elsevier Saunders.

Ernst, E. (2007). Adverse effects of spinal manipulation: A systematic review. Journal of the Royal Society of Goldberg, W., Mueller, C., Panacek, E., Tigges, S., Hoffman, J.R., Mower, W.R. and NEXUS Group. (2001). Distribution and patterns of blunt traumatic cervical spine injury. Annals of Emergency Medicine, 38(1), 17-21.

Gouveia, L.O., Castanho, P. and Ferreira, J.J. (2009). Safety of chiropractic interventions: A systematic review. Spine, 34(11), E405-E413.

Grant, R. (1996). Vertebral artery testing: The Australian Physiotherapy Association Protocol after 6 years. Manual Therapy, 1(3), 149-153.

Hall, G.C., Kinsman, M.J., Nazar, R.G., Hruska, R.T. et al. (2015). Atlanto-occipital dislocation. World Journal of Orthopedics, 6(2), p.236.

Haneline, M. and Triano, J. (2005). Cervical artery dissection. A comparison of highly dynamic mechanisms: Manipulation versus motor vehicle collision. Journal of Manipulative and Physiological Therapeutics, 28(1), 57-63.

Hartley, A. (1995). Practical Joint Assessment: Upper Quadrant: A Sports Medicine Manual. Mosby-Year Book.

Johnson, R. (1991). Anatomy of the cervical spine and its related structures. In J.S. Torg(Ed.), Athletic Injuries to the Head, Neck, and Face. Mosby Inc.

Killinger, L.Z. (2004). Chiropractic and geriatrics: A review of the training, role, and scope of chiropractic in caring for aging patients. Clinics in Geriatric Medicine, 20(2), 223-235.

Leon-Sanchez, A., Cuetter, A. and Ferrer, G. (2007). Cervical spine manipulation: An alternative medical procedure with potentially fatal complications. Southern Medical Journal, 100(2), 201-204.

Mintken, P.E., Metrick, L. and Flynn, T. (2008). Upper cervical ligament testing in a patient with os odontoideum presenting with headaches. Journal of Orthopaedic and Sports Physical Therapy, 38(8), 465-475.

Osmotherly, P.G., Rivett, D.A. and Rowe, L.J. (2012). The anterior shear and distraction tests for craniocervical instability: An evaluation using magnetic resonance imaging.Manual Therapy, 17(5), 416-421.

Puentedura, E.J., March, J., Anders, J., Perez, A. et al. (2012). Safety of cervical spine manipulation: Are adverse events preventable and are manipulations being performed appropriately A review of 134 case reports. Journal of Manual and Manipulative Therapy, 20(2), 66-74.

Refshauge, K.M., Parry, S., Shirley, D., Larsen, D., Rivett, D.A. and Boland, R. (2002). Professional responsibility in relation to cervical spine manipulation. Australian Journal of Physiotherapy, 48(3), 171-179.

Schafer, R.C. and Faye, L.J. (1990). The cervical spine. In: Motion palpation and chiropractic technique: Principles of Dynamic Chiropractic. Huntington Beach, CA, Motion Palpation Institute.

Standring, S. (2008). Gray's Anatomy: The Anatomical Basis of Clinical Practice. London: Churchill Livingstone.

Swartz, E.E., Floyd, R.T. and Cendoma, M. (2005). Cervical spine functional anatomy and the biomechanics of injury due to compressive loading. Journal of Athletic Training, 40(3), 155.

Torretti, J.A. and Sengupta, D.K. (2007). Cervical spine trauma. Indian Journal of Orthopaedics, 41(4), 255.

Trafton, P.G. (1982). Spinal cord injuries. The Surgical Clinics of North America, 62(1), 61.

Tubbs, R.S., Dixon, J., Loukas, M., Shoja, M.M. and Cohen-Gadol, A.A. (2010). Ligament of Barkow of the craniocervical junction: Its anatomy and potential clinical and functional significance: Laboratory investigation. Journal of Neurosurgery: Spine, 12(6), 619-622.

Tubbs, R.S., Hallock, J.D., Radcliff, V., Naftel, R.P. et al. (2011). Ligaments of the craniocervical junction: A review. Journal of Neurosurgery: Spine, 14(6), 697-709.

Van Mameren, H., Drukker, J., Sanches, H. and Beursgens, J. (1989). Cervical spine motion in the sagittal plane (I) range of motion of actually performed movements, an X-ray cinematographic study. European Journal of Morphology, 28(1), 47-68.

White, A.A. and Panjabi, M.M. (1990). Kinematics of the spine. In: Clinical Biomechanics of the Spine. Philadelphia, PA: Lippincott, Williams & Wilkins.

World Health Organization (2005). WHO Guidelines on Basic Training and Safety inChiropractic. Geneva: World Health Organization.

颈椎手法操作技术

仰卧位 C0-C1/2

患者体位：仰卧，头下垫枕。

术者体位：术者弓步立于床头，身体重心在操作手一侧，髋、膝关节放松。双肘弯曲，确保手臂与发力方向在一条直线上。

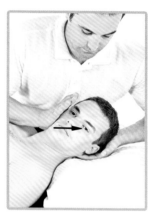

准备动作

- 先向对侧转动患者头部至其最大角度，再将其转回至最大角度的一半。
- 术者将操作手放在患者同侧枕骨的基底部、寰椎或 C2 的横突部，辅助手轻柔地托住对侧枕骨区域。
- 操作手示指的掌指关节轻轻抵住目标部位，辅助手放置在患者颧弓上。

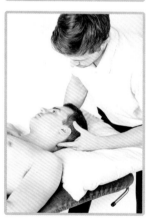

手法操作

- 操作手的示指在目标部位持续施力，轻柔地屈曲患者颈部，令其下颌内收。再轻柔地使患者头部侧屈，同时使头向对侧旋转。抵在目标位置的操作手应感觉到随着屈曲、旋转动作而形成的张力，直至运动终末。
- 辅助手施以中等强度的推力，且力的方向应指向对侧枕骨。
- 在 C1/C2 节段进行操作时，旋转幅度可稍加大并适当向下施力，使力作用于目标节段。
- 在施术过程中应提示患者吸气、呼气。

操作要点

- 该操作作用于对侧枕部。例如，对左侧枕骨进行手法操作，术者操作手置于右侧枕骨区域而辅助手放于左侧。
- 针对 C1/C2，术者可使作用力偏向侧屈的旋转运动方向，从而增加向同侧侧屈或向对侧旋转的运动范围。
- 用力务求轻柔，切忌用力抓握患者的头颈部。
- 通过"动动脚趾"这类的命令转移患者的注意力，从而帮助其全颈放松。
- 待患者整个颈椎节段的肌肉完全放松，再对患者实施手法治疗。
- 轻触试探肌肉阻力，过度牵拉或过度用力将会导致患者反射性肌紧张。
- 用垫枕协助患者的头部运动，术者没有必要将患者头部的全部重量置于手上。

C2–C7

患者体位：仰卧，头下垫枕。

术者体位：术者弓步立于床头，将身体重心移向操作手一侧，髋、膝关节放松。双肘弯曲，确保手臂与发力方向在一条直线上。

准备动作

- 术者操作手置于相关脊柱节段的关节柱，根据棘突位置指导解剖学定位。
- 辅助手的掌面轻柔地支撑于对侧枕区，同时用第一掌指关节抵于所选脊柱节段的对侧。
- 操作手示指的掌指关节轻轻抵住目标部位。

手法操作

- 保持操作手示指作用于目标部位的压力，在确保患者下颌内收的同时使其头部侧屈并向对侧旋转。
- 抵在目标位置的操作手应感觉到随着屈曲旋转动作而形成的张力，当软组织放松后操作手恰好抵于关节突关节，即动作轴心点。
- 随着颈椎节段的下降，这个点将更浅、更明显。

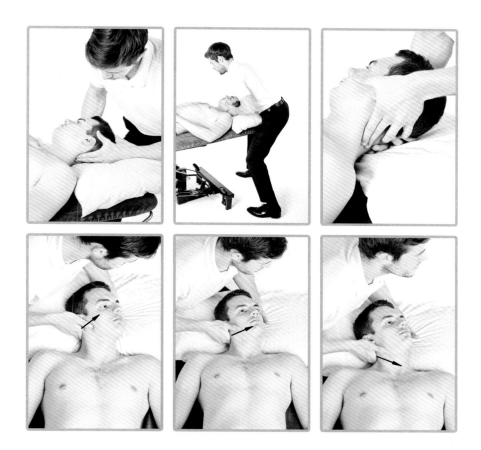

- 手法操作的方向取决于颈椎节段的高度，如图所示。
- 在施术过程中应提示患者吸气、呼气。

操作要点

- 对于整个颈椎节段而言，术者可以通过改变施力方向轻微调整侧凸的旋转幅度，从而增加向同侧侧屈或向对侧旋转的运动范围。
- 用力务求轻柔，切忌用力抓握患者的头颈部。
- 在操作中遇到明显阻抗时，可以通过"动动脚趾"这类命令转移患者的注意力，从而帮助患者全颈放松。
- 先确保患者整个颈椎节段的肌肉完全放松，再对患者实施手法治疗。
- 轻触试探肌肉阻力，过度牵拉或过度用力将会导致患者反射性肌紧张。

- 使用垫枕协助患者头部运动；在操作过程中，术者不必用手承担患者头部的全部重量。

斜仰卧位 C2–C7

患者体位：仰卧，头下垫枕，治疗床床头升高约30°。

术者体位：术者弓步立于床头，身体重心在操作手一侧，髋、膝关节放松。双肘弯曲，确保手臂与发力方向在一条直线上。

准备动作

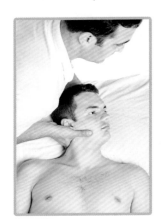

- 术者操作手置于相关脊柱节段的关节柱，根据棘突位置指导解剖学定位。
- 辅助手的掌面轻柔地支撑于对侧枕区，同时用示指掌指关节抵于所选脊柱节段的对侧。
- 操作手示指的掌指关节轻轻抵住目标部位。

手法操作

- 术者将置于棘突的示指从内向外弹拨，令软组织放松。
- 保持操作手示指作用于目标部位的压力，在确保患者下颌内收的同时，使患者头部侧凸并同时向对侧旋转。
- 抵在目标位置的操作手应感觉到随着屈曲旋转动作而形成的张力。软组织放松后，操作手恰好抵于相应的关节突关节，即动作轴心点。
- 随着颈椎节段的下降，这个点将更浅、更明显。
- 手法操作的方向取决于颈椎节段的高度，如图所示。
- 在施术过程中应提示患者吸气、呼气。

操作要点

- 在所有颈椎节段上，术者均可以通过在作用力方向上的偏转与侧屈，来增加同侧侧屈或对侧旋转的活动范围。
- 操作务求轻柔，切忌用力抓握患者的头颈部。

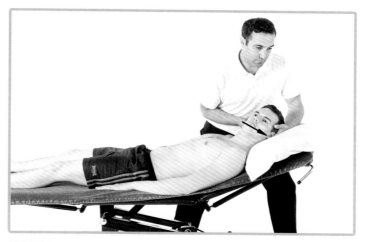

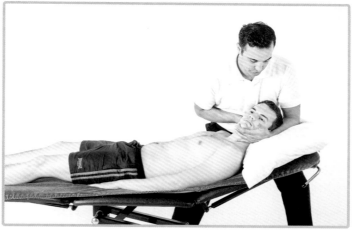

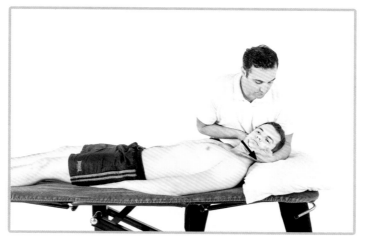

- 通过"动动脚趾"这类的命令转移患者的注意力，从而帮助患者全颈放松。
- 先确保患者整个颈椎节段的肌肉完全放松，再对患者实施手法治疗。
- 轻触试探肌肉阻力，过度牵拉或过度用力将会导致患者反射性肌肉紧张。
- 使用枕头协助完成患者头部运动，术者不必用手承担患者头部的全部重量。

坐位颈椎治疗

患者体位： 坐位，放松。

术者体位： 立于患者将接受手法操作的一侧，即向左旋转即立于左侧，反之亦然。

准备动作

- 术者操作手置于目标节段的关节柱，从 C2 棘突开始向下计数，找到目标节段后用示指、中指抵住。
- 辅助手置于枕骨区域下方。

手法操作

- 嘱患者放松头部，随操作手进行屈曲和侧凸动作。
- 将头部向操作手所在方向弯曲，在保持颈部屈曲的姿势下向对侧旋转颈部。
- 操作手抵到关节突关节（即动作轴心点）时达到关节运动终末。

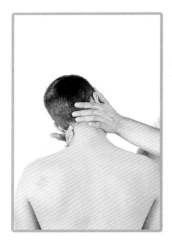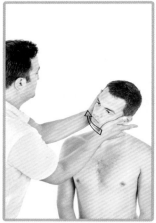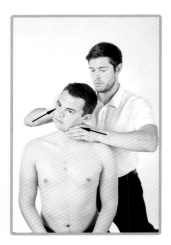

- 动作应尽可能标准，保持肘部贴近身体。靠身体带动，大关节带动小关节发力。
- 在施术过程中应提示患者吸气、呼气，在呼气结束时进行手法操作。

替代手法

- 术者立于患者身后，将拇指掌侧面置于目标脊柱节段的关节柱处，其余手指轻柔支撑同侧下颌骨。
- 向操作手所在方向侧屈患者颈部，在向枕部施以一定支撑力的同时完成旋转运动。
- 肘部和前臂应与力线保持一致。

操作要点

- 操作务求轻柔，切忌用力抓握患者的头颈部。
- 通过"将头部枕在我手上，保持放松"这类的命令转移患者的注意力，从而帮助患者全颈放松。
- 确保患者整个颈椎节段的肌肉完全放松，再对患者实施手法治疗。
- 轻触试探肌肉阻力，过度牵拉或过度用力将会导致患者反射性肌紧张。
- 使用身体支撑力和肘部内收的力量来协助完成头部运动。

颈胸联合—侧卧位

- 该操作技术适用于 C7–T1。

  患者体位：侧卧。

  术者体位：弓步，面向患者。

准备动作

- 术者用前臂支撑患者头部，手指轻轻托住枕骨区域。
- 另一只手虎口处卡在患者颈部基底，并将拇指第一掌指关节置于 T1 横突。

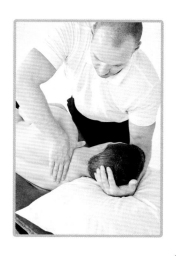

手法操作

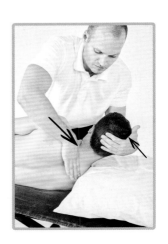

- 嘱患者吸气，然后缓慢呼气。
- 患者呼气时，从枕头上轻轻抬起患者头部以拉紧松弛的组织，同时屈膝使身体重心下降，力量由第一掌指关节传递至横突，感受作用于目标节段上的压力（到达关节运动终末）。
- 在横突处向床头方向施力，同时用托住头部的手臂向颈部施加一个与之平衡的反方向的力。

操作要点

- 托住头的手要适当带动患者颈部屈曲、伸展或旋转，以达到运动终末。
- 扶住患者前额有助于增加稳定性。
- 弓步屈膝有助于术者控制发力。

颈胸联合—俯卧位—将拇指抵于棘突的特定部位

- 该技术操作如图所示。

  患者体位：俯卧，手臂水平外展，沿治疗床边缘自然下垂。

  术者体位：弓步。

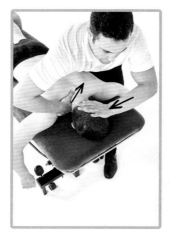
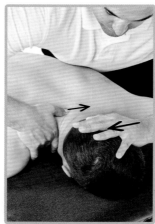
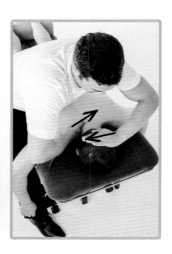

准备动作

- 术者先对 T1 棘突进行定位。
- 将右手虎口置于患者的斜方肌处，并将拇指指腹抵于目标棘突的一侧。
- 将左手从另一侧抵于患者耳上方头部，确保术者的前臂尽可能地与治疗床头相平行。

手法操作

- 嘱患者吸气，然后缓慢呼气。
- 患者呼气时，术者用右手向 T1 施加一个侧凸力，同时左手施加一个旋转力，以达到关节运动终末。
- 感受到来自关节终末的阻力后，双手同时施力操作。

操作要点

- 该技术可以从治疗床任意一侧进行，术者可依据偏好和习惯进行调整。
- 用毛巾卷支撑患者手臂，避免对肱二头肌造成压迫。
- 术者可以利用前腿轻微外展患者手臂，以放松患者的斜方肌。
- 在应用这一操作技术时，术者必须确保在棘突侧面施加同等的反向作用力。

颈胸联合—俯卧位—肩胛骨上角的大范围操作

患者体位：俯卧。
术者体位：弓步，前腿抵于治疗床。

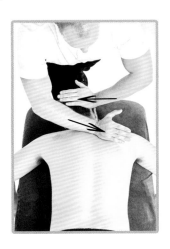

准备动作

- 术者将虎口置于受术者对侧肩胛上角，手部放松。
- 将另一只手抵于受术者枕后乳突和颞骨处。
- 确保术者置于肩胛上角的前臂与推力方向一致，另一侧前臂尽可能地与治疗床顶端平行。

手法操作

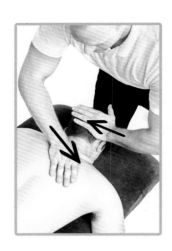

- 嘱患者吸气，然后缓慢呼气。
- 患者呼气时，术者通过缓慢施加一个从患者肩胛骨斜向腋窝的力来收紧松弛的组织，同时用另一只手施加一个与治疗床头平行的旋转力。
- 当力作用于目标节段（障碍点）时，通过旋转颈椎来进行手法操作，同时持续向肩胛上角施加一个同等的压力。

操作要点

- 施术者在前方腿的动作要配合手部在肩胛上角的操作。
- 为了将力集中于目标节段，施术者应保证两只手施力均衡。
- 确保在肩胛上角施加等同的压力，避免组织过于松弛、运动终末感消失。
- 借助豌豆骨定位，可以使操作更为精准。

颈胸联合—同侧操作

- 该技术具体操作如图所示。

    患者体位：俯卧。

    术者体位：弓步（左腿在前），双腿立于治疗床同侧。

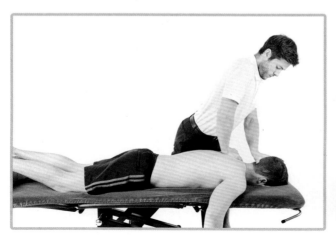

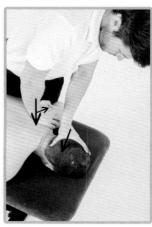

准备动作

- 施术者将右手的豌豆骨固定于目标节段（T1）的横突（TP）上，肘部固定，沿手臂向横突尖部垂直加压。
- 左手置于受术者耳后，覆盖于颞骨之上（有时可覆盖至乳突）。

手法操作

- 嘱患者吸气，然后缓慢呼气。
- 患者呼气时，术者通过豌豆骨施加一个后前方向的力，使松弛的组织收紧，同时在盂肱关节处内旋手臂，从而在受术者横突处形成一个旋转运动。
- 当力作用于目标节段时，术者用左手完成旋转操作，同时右手向横突施力，完成后前位运动和旋转运动的联合运动。

操作要点

- 操作过程中必须确保双手操作同步进行并且用力均等。
- 对另一侧施术时，所有操作与上述操作对称。

颈胸联合—坐位

- 该技术具体操作如图所示。

    患者体位：坐位。

    术者体位：立于受术者身后。

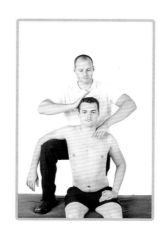

准备动作

- 调整治疗床的高度，便于施术者用腿部支撑患者的右上肢保持 90° 外展，使受术者的上斜方肌放松。
- 施术者将左手拇指置于 T1 棘突侧面，手指轻微伸展，指尖置于受术者锁骨上。
- 施术者右手掌置于患者头部颞侧（耳上方）。

手法操作

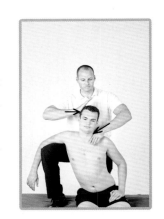

- 嘱患者吸气，然后缓慢呼气。
- 术者于横突一侧施加一个柔和的由外向内的力，缓慢使颈椎侧屈，以收紧松弛的组织，同时引导受术者将身体重心移至右侧。
- 完成颈部侧屈运动后，施术者通过右手手掌施加一个相等的反向作用力。
- 当力作用于目标节段时，将横突推向患者对侧腋下。

操作要点

- 施术者可以在受术者手臂下放一个垫枕，提高其舒适度。
- 完成颈椎侧屈后，保持头部对齐骶骨中线。
- 使颈椎微屈伸或旋转以到达运动终末。
- 术者需确保在向横突施加推力时另一只手施加反向作用力，避免手下的终末感消失。

颈胸联合—坐位提升技术

患者体位：坐位，双手十指交叉放于颈后。

术者体位：站在患者身后，在术者胸前和患者脊椎目标节段下方的椎体之间放一条毛巾卷。

准备动作

- 术者取弓步，从患者身后伸出双臂穿过患者腋下，然后向上轻轻握住患者手腕或手指交叉覆盖患者的手指。

手法操作

- 嘱患者吸气，然后缓慢呼气。

- 患者呼气时，术者将身体重心逐渐转移至后腿上，将患者向后拉，使其斜靠在术者身上。此时术者应感受到胸前与目标节段之间的压力逐渐增加。
- 为避免其他外力作用于颈椎，让患者稍微抬头。当患者抬起头之后，术者将患者两肩拉向自己，避免肩部过度运动并集中力量施加于目标区域。同时，让患者尝试以大约 25% 的力量带动肘部向中线移动。这一动作有助于斜方肌的收缩并有效提高手法操作的效果。

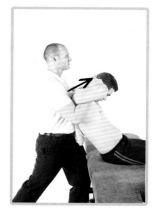

- 当力作用于目标节段时，术者快速将身体重心由后腿转换至前腿，同时向前挺胸。

操作要点

- 术者不要试图通过腋部将患者向上抬起，而应该借助腿部和胸部 / 胸骨的力量共同完成。
- 该操作技术被称为"提升"，指的是将患者的上段椎体从下段椎体上提起、分离，而不是要术者将患者整个向上举起。
- 操作过程中如果用到毛巾，注意不要过厚，因为这样会抵消术者的一部分推力，从而妨碍手法操作。
- 想要全面掌握并深入理解这一理论技术，就必须不断实践操作。
- 操作过程中，术者应向患者演示其需要完成的动作；如果患者理解他们在做什么以及将达到什么样的效果，那么手法操作将会变得容易很多。

第十章

胸　椎

概述

　　胸椎手法治疗（TSM）主要是指施加于胸椎节段任一椎骨的高速低幅（HVLA）手法复位技术。多年来，不同的专业人员将该疗法应用于多种肌肉骨骼疾病，包括非特异性颈部疾病、肩峰下疼痛综合征、脊椎后凸、脊椎侧凸和幼年期脊椎后凸等（Ombregt，2013）。

　　尽管与颈椎和腰椎相比，胸椎节段的疼痛综合征并不常见，但其多继发于邻近脊椎节段的肌肉骨骼问题（如胸椎上段活动障碍通常与颈部疾病相关，Walser、Meserve 和 Boucher，2013）。然而，目前尚不清楚脊椎不同节段之间为何存在着区域性的相互影响关系（Wainner 等，2007）。此外，目前使用 TSM 治疗邻近胸椎区域疾病的有效性尚缺乏充足的证据。由于缺少高质量文献，与 TSM 相关的疗效与风险尚缺乏深入而全面的探讨（Lemole 等，2002）。

　　本章主要描述了常见的胸椎损伤，严重病变的危险指征（red flags）以及适用于诊断胸椎段严重病变的特殊检查。此外，本章还将介绍不同的胸椎关节及其活动度。

关节

　　胸椎位于脊椎中段，在颈椎和腰椎之间，由 12 节椎骨组成（T1–T12），由于脊椎下端承载了更多的体重，因而越靠近尾部的椎体体积越大（McKenzie 和 May，2006）。与脊椎其他节段的椎骨相比，胸椎椎骨通常为中等大小。上段胸椎椎骨的大小和形状与颈椎椎骨十分近似。与之相对应的，下段胸椎椎骨则更近似腰椎（White 和 Panjabi，1978）。

表 10.1 胸椎关节

关节名称	描述	功能
肋椎关节	• 将肋骨头与相邻椎体的肋凹和中间的椎间盘连接起来的滑液关节 • 由纤维囊、扇形的肋头辐状韧带和关节间韧带包围	• 支撑脊椎运动 • 协助肋骨完成呼吸运动
肋横突关节	• 肋骨横突关节结节与对应的椎骨横突连接形成的关节 • 由关节囊、肋骨颈及结节韧带和肋横突韧带包围 • T11 和 T12 不存在肋横突关节	• 协助肋骨完成呼吸运动
关节突关节	• 由两个相邻椎骨的关节突连接而成的滑膜关节	• 用于限制脊椎节段的屈曲和前移 • 引导并约束椎骨的运动 • 协助完成旋转运动

引自：Duprey 等（2010）；Pal、Routal 和 Saggu（2001）；Bontrager 和 Lampignano（2013）

关节活动度

由于胸椎与胸廓通过关节相互连接，使得胸椎在整个脊椎中的活动度最低；从操作技术层面来讲，与脊椎其他节段相比，胸椎活动度很难测量，因此评估胸椎运动的研究十分有限。

表 10.2 胸椎关节活动度

活动类型	活动节段	活动范围
屈曲	C7–T1	（约）9°
	T1–T6	4°
	T6–T7	4°~8°
	T12–L1	8°~12°
侧屈	T1–T10	（约）6°
	T11–L1	（约）8°
矢状面上的移动	T1–T10	<5°
	T10–T12	（约）5°
旋转	T1–T4	8°~12°
	T5–T8	（约）8°
	T9–T12	<3°

引自：McKenzie 和 May（2006）；Leahy 和 Rahm（2007）

常见损伤

当施加于脊椎上的外力超过其所能承受的极限时，通常会导致胸椎损伤。常见的损伤原因有跌倒、车祸、暴力运动、运动损伤和贯穿伤。以上损伤常导致胸椎椎骨骨折，并因损伤程度不同继而引起不同的疼痛和脊椎功能障碍。

表 10.3　胸椎关节常见损伤

损伤	特征
压缩性骨折	• 导致椎体前部破裂而被压缩 • 通常为稳定性骨折，因为断裂的骨并不会脱位 • 通常不会导致神经损伤 • 通常发生于有骨质疏松的患者
椎体骨折	• 最常见于脊柱胸腰交界处 • 通常由剧烈事故或骨质疏松导致 • 也可能由潜在的疾病（如强直性脊椎炎、脊椎肿瘤或脊椎感染）导致 • 症状包括疼痛或神经功能缺损的继发症状，如麻木、虚弱、刺痛、脊髓休克和神经源性休克 • 男性发病率高于女性
骨折脱位	• 因胸椎椎体骨折继而导致相邻椎体发生位移的严重损伤 • 通常为不稳定性损伤 • 通常导致脊髓受压
横突骨折	• 通常由旋转或过度侧屈导致 • 通常由胸部遭受直接打击导致 • 对脊椎的稳定性没有影响

引自：Kostuik 等（1991）；Ombregt（2013）

危险指征（red flags）

危险指征有助于辨别胸痛患者的严重病变。如果在患者身上发现危险指征中的表现，治疗师应首先进行合理的临床推理并尽可能谨慎地进行功能训练，以降低患者在接受 TSM 后出现不良后果的风险。

表 10.4 胸椎严重病变的危险指征

情况	症状和体征
脊柱肿瘤	• 年龄在 50 岁以上 • 癌症病史 • 不明原因的体重减轻 • 持续性、渐进性夜间疼痛 • 疼痛超过 1 个月 • 常规治疗 1 个月后无改善
脊柱感染	• 年龄在 50 岁以上 • 近期发生细菌感染，如，呼吸道感染、尿道感染、皮肤感染、结核病 • 有静脉注射药物滥用史 • 持续发热或全身性疾病
脊髓损伤	• 肠道或膀胱功能障碍 • Babinski 征阳性 • 肢体无力、灵活性降低，步态不稳、笨拙 • 皮肤感觉异常
骨折	• 年龄在 70 岁以上 • 近期有严重创伤史 • 长期应用糖皮质激素 • 骨质疏松病史
关节炎	• 逐渐发病：年龄小于 40 岁 • 家族史 • 晨僵超过 1 小时 • 持续性运动受限 • 累及外周关节 • 虹膜炎、结肠炎、皮疹或尿道分泌物
血管或神经系统疾病	• 严重眩晕 • 短暂的意识丧失或跌倒 • 脑神经检查呈阳性

引自：Nachemson 和 Vingard（2000）；Ombregt（2003）；McKenzie 和 May（2006）

特殊检查

表 10.5　用于胸椎严重病变评估的特殊检查

试验	操作过程	阳性体征	备注
颈椎侧屈旋转试验	患者取坐位，检查者立于患者身后。将患者头部被动地向健侧旋转至最大限度。随后，检查者尽可能地将患者头部向一侧屈曲，使患者的耳贴近胸部	• 不能完成头部的侧屈运动	• 第一肋不稳且伴有臂丛神经痛
被动旋转试验	患者取坐位，检查者立于患者身前。令患者双臂交叉抱于胸前，检查者双腿夹住患者膝部以固定骨盆。检查者将患者的躯干分别向左、向右旋转。在每次旋转运动的终末，检查者嘱患者主动向前屈颈部。检查者记录疼痛的严重程度、活动度和运动终末感	• 骨性运动终末感 • 伴随肌肉痉挛，运动终末感为空 • 在头部运动过程中，疼痛加剧	• 骨性运动终末感通常提示强直性脊椎炎或晚期关节疾病 • 运动终末感为空伴随肌肉痉挛通常提示严重的疾病（如肿瘤） • 头部运动过程中疼痛加剧，被认为是硬脑膜刺激征
前—后肋加压试验	患者取坐位或站位。检查者站在患者的一侧，一只手放于患者胸前，另一只手放于背部。检查者两只手施加压力来挤压胸廓，随后释放	• 肋骨体在腋中线上向外突出 • 胸廓受压过程中出现疼痛或压痛点 • 吸气和呼气运动受限	• 可能为肋骨骨折、挫伤或分离
Brudzinski 征	患者取仰卧位，检查者将一只手置于患者的枕后部，另一只手置于患者胸前。检查者将患者头部拉向胸部，使患者颈部被动前屈，注意不要让躯干抬起	• 患者双侧髋关节和膝关节出现不自主的屈曲	• 脑膜刺激征

引自：Lindgren 等（1990）；Ombregt（2013）；Magee（2002）；Saberi 和 Syed（1999）

参考文献

Bontrager, K.L. and Lampignano, J. (2013). Textbook of Radiographic Positioning and Related Anatomy. St Louis, MO: Elsevier Health Sciences.

Duprey, S., Subit, D., Guillemot, H., and Kent, R.W. (2010). Biomechanical properties of the costovertebral joint. Medical Engineering and Physics, 32(2), 222-227.

Kostuik, J., Huler, R., Esses, S. and Stauffer, S. (1991). Thoracolumbar spine fracture. In The Adult Spine:

Principles and Practice. New York, NY: Raven Press.

Leahy, M. and Rahm, M. (2007). Thoracic spine fractures and dislocations. eMedicine, 12.

Lemole, G.M., Bartolomei, J., Henn, J.S. and Sonntag, V.K.H. (2002). Thoracic fractures.In A.R. Vaccaro (Ed.), Fractures of the Cervical, Thoracic, and Lumbar Spine. Boca Raton, FL: CRC Press.

Lindgren, K.A., Leino, E., Hakola, M. and Hamberg, J. (1990). Cervical spine rotation and lateral flexion combined motion in the examination of the thoracic outlet. Archives of Physical Medicine and Rehabilitation, 71(5), 343-344.

Magee, D.J. (2002). Orthopedic Physical Assessment, 4th edition. St Louis, MO: Elsevier Health Sciences.

McKenzie, R. and May, S. (2006). The Cervical and Thoracic Spine: Mechanical Diagnosis and Therapy. Windham, NH: Orthopedic Physical Therapy Products.

Nachemson, A. and Vingard, E. (2000). Assessment of patients with neck and back pain: A best-evidence synthesis. In A.L. Nachemson and E. Jonsson (Eds), Neck and Back Pain: The Scientific Evidence of Causes, Diagnosis, and Treatment. Philadelphia, PA: Lippincott Williams & Wilkins.

Ombregt, L. (2013). Clinical Examination of the Thoracic Spine: A System of Orthopaedic Medicine. St Louis, MO: Elsevier Health Sciences.

Pal, G.P., Routal, R.V. and Saggu, S.K. (2001). The orientation of the articular facets of the zygapophyseal joints at the cervical and upper thoracic region. Journal of Anatomy, 198(04), 431-441.

Saberi, A. and Syed, S.A. (1999). Meningeal signs: Kernig's sign and Brudzinski's sign. Hospital Physician, 35, 23-26.

Wainner, R.S., Whitman, J.M., Cleland, J.A. and Flynn, T.W. (2007). Regional interdependence: A musculoskeletal examination model whose time has come. Journal of Orthopaedic and Sports Physical Therapy, 37(11), 658-660.

Walser, R.F., Meserve, B.B. and Boucher, T.R. (2013). The effectiveness of thoracic spine manipulation for the management of musculoskeletal conditions: A systematic review and meta-analysis of randomized clinical trials. Journal of Manual and Manipulative Therapy, 17(4), 237-246.

White, A.A. and Panjabi, M.M. (1978). Clinical Biomechanics of the Spine. Philadelphia, PA: J.B. Lippincott Company.

胸椎手法操作技术

胸部手法治疗的手部姿势

手法治疗中，治疗师能够适时地调整手部姿势是十分重要的。治疗师应根据选取的手法操作、治疗部位和患者自身情况来调整手部姿势。

治疗师可以采用如下 4 种手部姿势，并且可在此基础上进行一定的调整，以免在体形、体重较大的患者身上进行操作时伤及自己。

平掌

- 这是一种在患者身上进行手法操作时较为轻柔的手部姿势。
- 术者将拇指移到示指、中指之间掌侧，形成一个小支点。
- 在对胸椎和肋骨进行手法操作时，将目标节段的棘突（SPs）置于术者掌中沟内。

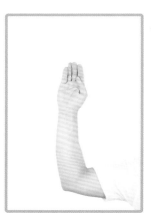

握枪手

- 握枪手常用于胸椎和肋部手法操作。
- 术者用拇指和示指做出一个手枪的形状，其余手指屈曲，在掌心形成一条深沟。
- 目标节段的棘突（SPs）置于这条沟中。
- 术者的示指应与目标节段的横突（TP）保持在同一水平，肘部屈曲 90°。

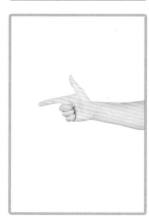

握拳（手指收拢）

- 握拳手势是一个更为有力的手部姿势。术者将手握成拳，并确保拇指紧压而不是贴在示指上方，给予足够支撑以免在操作过程中对术者的拇指造成损伤。握拳手使目标节段的棘突能够很好地置于手指和手掌之间形成的沟中。

- 术者如果在使用握拳手进行胸椎手法操作时感觉手部不适，可以握住一条薄毛巾来实现额外的缓冲和支持。

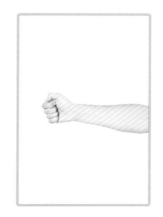

拇指收拢

- 该手势在上位肋骨手法操作中更为有效。
- 术者将拇指置于示指和中指之间。
- 这一姿势会产生一条更深的沟；将目标节段的棘突置于这一条沟中，便于更有效地进行手法操作。

俯卧位胸段手法治疗——蝶状手法

- 这一手法操作技术适用于 T2 到 T10。

　　患者体位： 俯卧。

　　术者体位： 术者弓步站在治疗床一侧，面向患者，前腿抵在治疗床边。

准备动作

- 对目标节段进行定位。
- 术者将操作手的豌豆骨抵于目标节段的同侧横突。
- 将另一只手的豌豆骨抵于下方胸椎节段的对侧横突，两只手呈蝴蝶双翼的形状（如同侧抵于 T3，对侧抵于 T4）。

手法操作

- 先施以柔和压力，嘱患者吸气。
- 患者呼气时，术者将身体重心置于目标节段上，想象自己的剑突正处于患者的棘突上方。

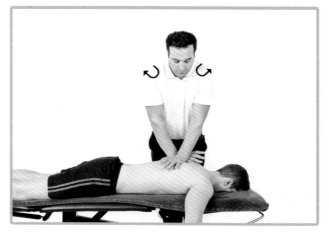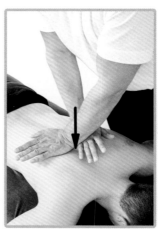

- 随着患者的呼气，术者双臂微屈施加对称的压力，并外旋两侧肩关节以收紧松弛的皮肤。
- 当患者呼气结束时，术者向床面方向垂直下压。

操作要点

- 为使患者更舒适，术者可以在患者两侧肩下放置一条小毛巾。
- 呼吸是关键。患者吸气时，术者仅向手下施加极轻微的压力；患者呼气时，术者将身体重心移向目标节段并逐渐增大压力。
- 在充分呼气末，尽量排空患者肺内气体，再向患者施以手法治疗。

仰卧位胸椎手法操作 T2–T12

- 该技术可在患者仰卧位时应用于 T2–T12 节段。

    患者体位： 仰卧，双手于胸前呈 V 字形交叉，对侧上肢置于下方。

    术者体位： 弓步站在治疗床一侧，面向患者，前腿抵在治疗床边。

准备动作

- 通过触诊对侧肩胛骨内缘确认胸椎棘突（SPs）位置，将操作手置于目标节段下方的胸椎节段（如选择 T5，则对 T6 进行操作），另一手控制住患者两侧肘部完成手法操作。

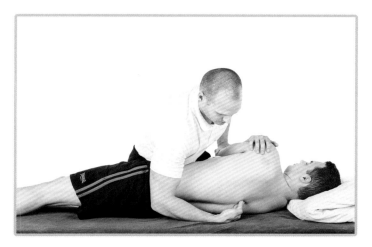

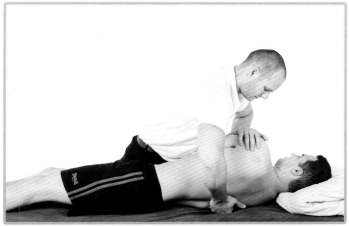

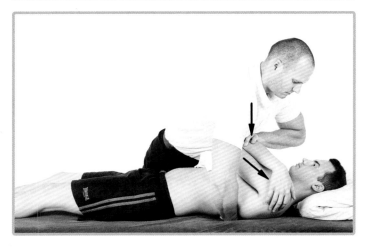

手法操作

- 嘱患者吸气并呼气。
- 呼气中段时，向操作手方向翻转患者，术者剑突压住患者手肘（这是为了使患者的手肘对准术者的操作手）。
- 在呼气末，于患者肘部施力，术者重心下降。患者肩部感受到由斜前方传来的力。

操作要点

- 术者在查找目标节段时可借助触摸棘突（SPs）并微微晃动患者，感受关节间的关系。
- 对于手臂较长和肩关节活动度较大的患者，可以在交叉的手臂下放置一条毛巾。
- 可以在患者手肘上方放置一条毛巾，为术者提供保护缓冲。
- 治疗台的高度十分关键，需要给术者提供足够的手法操作空间。

俯卧位的胸椎穿透技术

患者体位：俯卧。
术者体位：弓步站在治疗床一侧或床头，如图所示。

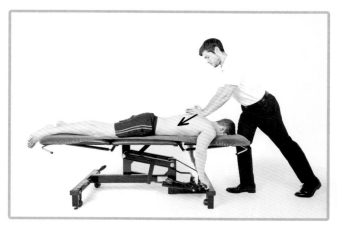
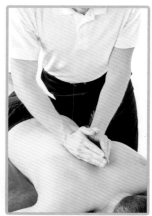

准备动作

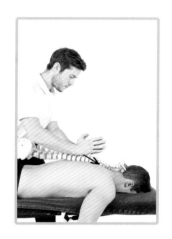

- 术者尽量伸展双臂，将施力点（两手的豌豆骨外侧面）置于目标节段的横突。
- 术者剑突尽量靠近目标椎体节段。

手法操作

- 嘱患者吸气、呼气。
- 呼气至一半时，向斜下方施加压力直到关节运动终末。
- 在呼气末到达运动终末时，对目标关节进行手法操作。

操作要点

- 术者躯干保持立直，借屈膝动作使重心下移，以施加达到关节运动终末所需的压力。
- 注意配合患者的呼吸进行操作。
- 在呼气末全力向下施压。

仰卧位滚动胸椎手法操作

- 该手法操作技术适用于 T7–T12。

　　患者体位：患者坐于治疗床上，一条腿屈髋屈膝，一条腿放松。

　　术者体位：弓步站在治疗床一侧。

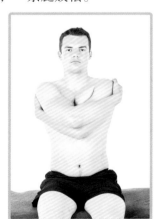

准备动作

- 将治疗床的床头升高约 30°，以便在患者向治疗床滚动时起到保护头部的作用。
- 嘱患者双手呈 V 形交叉环抱肩膀，两肘会聚于前正中线。
- 如有需要，可在患者身后床面上放置一个支撑物（如图中的毛巾），以便在患者向后滚动时与术

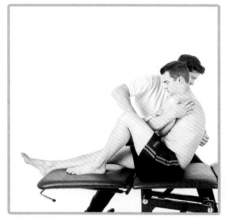 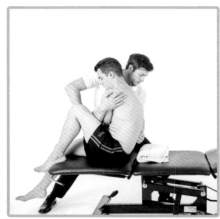

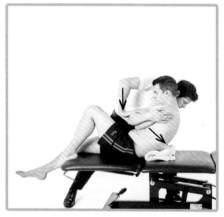 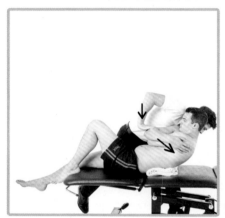

者双手形成的支点相互配合。

- 术者将操作手（无论是平掌、握拳或握枪手势）置于目标节段下方的椎体。例如，对 T5 进行手法操作时选择 T6。
- 按住患者下方肘部，固定患者两手臂于其胸前。

手法操作

- 嘱患者吸气、呼气。
- 患者呼气时，术者带动患者向后方床面滚动。
- 当术者手背接触毛巾时，用身体重量向患者下方的肘部施加一个斜后方向的力，对目标节段进行手法操作。

操作要点

- 操作时机是掌握这项手法技术的核心，需要长时间练习。
- 毛巾有助于为术者提供支撑，并在患者向后滚动时保护术者置于其身后的手。
- 术者可以在患者交叠的手臂之间放置一块毛巾，以缩小患者胸部和肘部之间的空隙。
- 无论术者选择何种施术手法，目标节段的棘突都应置于术者拇指和其余手指之间的掌心。
- 患者可以通过屈膝来保护自己的腰椎免受损伤。
- 当患者的体形大于术者时，术者可以借助惯性和重力引导患者达到其运动终末。

坐位胸椎提升技术

- 适用于 T7–T12。

    患者体位：坐位（尽量靠后坐）。

    术者体位：弓步立于患者身后。

准备动作

- 如图所示，嘱患者双臂交叉于胸前，借助其胸前的毛巾卷，触及目标节段下方的棘突。

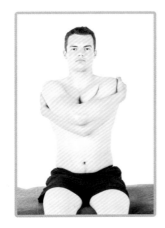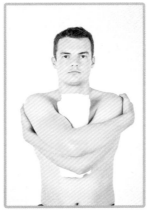

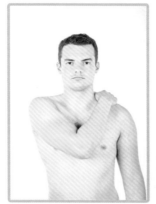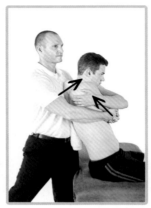

- 术者从背后环抱患者，双手十指交叉置于患者胸前下方的肘部。

手法操作

- 嘱患者吸气、呼气。
- 在呼气终末，术者双手于患者肘部向其肩部施加以斜向后上的力，向前上方顶患者的后背，以收紧松弛的组织。
- 一旦到达运动终末，即可进行手法操作。

操作要点

- 先确保患者的头部没有低垂，再对目标节段进行评估和治疗。
- 目标节段越低，越需要屈曲患者的躯干，并且应避免患者的腰椎过伸。
- 如患者有肩部病变，不要进行该手法操作，选取替代治疗技术。

第十一章

腰 椎

概述

腰椎手法操作（LSM）是一种被不同专业（如整骨治疗、整脊治疗、物理治疗）从业者用来治疗腰背痛（LBP）的干预措施。对于腰背痛患者，腰椎手法操作可快速且持久地减轻疼痛，降低致残概率（Cleland 等，2006）。此外，因为腰椎手法治疗（LSM）后的严重并发症较少，所以这一疗法被认为是相对安全、有效的腰背痛治疗技术。据 Oliphant（2004）报道，由 LSM 引起的严重不良事件发生率仅为 1/3 700 000。然而，能引起 LBP 的原因很多，所以治疗师在进行脊椎手法治疗之前必须对脊椎病变进行精确诊断（Majlesi 等，2008）。

因此，本章阐述了常见的腰椎损伤、严重病变的危险指征（red flags）以及适用于诊断该区域严重病变的特殊试验。此外，本章还描述了腰椎各个关节及其活动度。

关节

腰椎的解剖结构十分复杂，包括 5 个椎体（L1–L5）、椎间盘、大肌群、灵活的韧带、肌腱以及高度敏感的神经。腰椎的特点是椎体大而内部构造紧密、棘突短、横突薄。它们与脊椎其他节段的不同之处，在于它们没有横突孔和肋骨关节面（Standring，2008）。

在功能上，腰椎十分坚固，具有极高的灵活性和稳定性，可在进行大范围的关节运动、支撑身体重量时保护脊髓和脊神经根（Kishner、Moradian 和 Morello，2014）。

表 11.1　腰椎关节

关节名称	描述	功能
椎体间关节	• 也被称为二级软骨关节 • 在脊椎相邻椎体之间形成	• 允许相邻椎骨间完成小范围运动 • 在高冲击活动或搬重物时支撑身体
关节突关节	• 用于连接相邻两个椎骨上下关节突的滑膜关节	• 限制脊椎节段的屈曲和前移范围 • 允许/引导关节进行简单的滑动 • 促进旋转运动
纤维关节	• 相邻的两个椎体通过纤维结缔组织直接连接形成关节 • 由腰椎的椎板、横突、棘突构成	• 将脊椎维持在正常位置

引自：OpenStax（2013）；Standring（2008）；Watson、Paxinos 和 Kayalioglu（2009）

关节活动度

通常来说，腰椎的主要运动包括屈曲、伸展、侧屈和旋转。椎骨在矢状面上的屈曲和伸展动作常伴随旋转和平移（Hansen 等，2006）。

因为个体差异，临床上很难准确测量腰椎的活动度，其运动范围还受诸多因素的影响，包括年龄、性别、遗传学因素、病理学因素和韧带松弛度等（McKenzie 和 May，2003）。

表 11.2　腰椎关节活动度

活动类型	活动范围
屈曲	40°~60°
伸展	20°~35°
侧屈	15°~20°
旋转	3°~18°

引自：改编自 Magee（2014）

表 11.3 25~36 岁男性的节段运动范围（基于三维放射学成像技术）

椎间隙	平均范围（度）						
	屈曲	伸展	屈曲和伸展	侧屈		绕轴旋转	
				左	右	左	右
L1–L2	8	5	13	5	6	1	1
L2–L3	10	3	13	5	6	1	1
L3–L4	12	1	13	5	6	1	2
L4–L5	13	2	16	3	5	1	2
L5–S1	9	5	14	0	2	1	0

引自：Pearcy 和 Tibrewal（1984）；Pearcy、Portek 和 Shepherd（1984）

常见损伤

腰椎损伤并不罕见，当作用于脊椎上的外力超过其自身的强度和稳定性时就会发生损伤。常见的致伤原因有跌倒、暴力活动、车祸、运动损伤和穿透性创伤等。多数情况下，腰椎损伤表现为轻度的肌肉扭伤或拉伤。腰椎区域的严重损伤包括各种类型的骨折、腰椎滑脱和椎间盘突出等（Dunn、Proctor 和Day，2006）。

表 11.4 常见腰椎损伤

损伤	特点
肌肉拉伤	• 通常指腰部肌肉或肌腱的损伤 • 典型症状包括不累及神经根的局部挫伤 • 症状往往因扭转、弯曲和负重而加重
腰椎间盘突出	• 通常由椎间盘的磨损和撕裂导致 • 在有长期轴向荷载、旋转和屈曲的个体中发病率较高 • 症状包括钝痛或尖锐疼痛、坐骨神经痛、肌肉痉挛或抽搐、麻木无力和下肢功能障碍 • 在运动员和老年人中更常见
腰椎滑脱	• 通常发生在 L5–S1 • 通常由反复过伸和轴向负荷运动导致 • 常见症状包括无牵涉痛的腰背痛 • 症状可由于伸展运动而加重 • 多见于青少年和年轻运动员

（续表）

损伤	特点
压缩骨折	·导致椎骨前部破碎并失去原有高度 ·通常为稳定性骨折，因为断骨没有发生位移 ·不会引起神经损伤 ·常见于骨质疏松症患者
椎体骨折	·通常由剧烈事故或骨质疏松症导致 ·症状包括疼痛或神经功能发育不良，如麻木、无力、刺痛、脊髓休克和神经源性休克 ·在胸腰椎区域更为常见 ·男性更为常见

引自：Dunn 等（2006）；Ombregt（2013）

危险指征（red flags）

危险指征有助于帮助确定腰痛患者的病因。如果发现患者存在危险指征，治疗师应优先进行合理的临床推理，并极其小心地指导患者进行功能训练，以降低患者在接受 LSM 后出现不良反应的风险。

表 11.5　提示腰椎严重病变的危险指征

状况	症状和体征
马尾综合征	·尿失禁或膀胱失控 ·大便失禁 ·鞍部（肛周 / 会阴）麻木或感觉异常 ·下肢渐进性无力
未确诊的恶性肿瘤	·年龄大于 55 岁 ·既往有癌症病史 ·不明原因的体重减轻 ·夜间或休息时持续性背痛
未确诊的感染	·发热、寒战 ·近期泌尿系统感染或皮肤感染 ·脊椎附近穿透性创伤 ·持续性夜间痛或静息痛 ·药物滥用史、静脉注射药物滥用史 ·常规治疗 6 周后无明显改善
疑似炎性疾病	·缓慢起病 ·家族史

（续表）

状况	症状和体征
	• 晨僵超过 45 分钟 • 所有方向上的持续性运动障碍 • 虹膜炎、结肠炎、皮疹、尿道（异常）分泌物
其他可能的严重脊椎病变	• 全身性不适 • 广泛的神经性疼痛 • 严重创伤史，如高处坠落 • 有潜在骨质疏松症个体的轻微创伤史和严重疼痛史 • 突然发作的严重中枢性疼痛，患者逐渐出现渐冻症症状

引自：Nachemson 和 Vingard（2000）；McKenzie 和 May（2003）

特殊检查

表 11.6 用于腰椎严重病变评估的特殊检查

试验	操作过程	阳性体征	解释
直腿抬高试验	患者仰卧。检查者将患者的腿从治疗床上抬起，同时保持患者膝关节完全伸直。检查者继续向上抬腿直到髋关节达到最大屈曲程度或患者在检查过程中因背部/腿部的疼痛/紧绷感而要求停止。检查者记录患者下肢与检查床之间形成的角度。对侧腿重复上述操作	• 髋关节屈曲角度减小，出现由下背部放射至大腿后面的放射性疼痛	• 神经根卡压
腰椎象限试验	患者站在检查者身前，脊柱尽可能地伸展。检查者用一只手固定住患者髂骨，另一只手抓住患者肩部。检查者嘱患者向患侧屈曲、旋转，同时向下施加压力引导患者做伸展运动。检查者将这一姿势维持 3 秒钟	• 背部或下肢的疼痛、麻木或刺痛	• 局部疼痛提示腰椎小关节综合征 • 腿部放射痛提示神经根卡压
Slump 试验	患者坐在治疗台边缘，腿部支撑，双手置于身后，臀部位于中立位。嘱患者屈曲脊柱，保持向正前方看的同时使胸椎和腰椎屈曲。然后，嘱患者屈曲颈部，将下颌放在胸前，检查者给予一向下的压力，并要求患者尽可能地伸展一侧膝关节。检查者背屈该侧踝关节。患者在检查过程中的每一步都要向检查者告知感觉	• 后背或下肢的神经根性疼痛重现	• 坐骨神经根紧张性增高

引自：Phillips、Reider 和 Mehta（2005）；Magee（2014）；Majlesi 等（2008）；Baxter（2003）；Stuber 等（2014）；Maitland（1985）

参考文献

Baxter, R.E. (2003). Pocket Guide to Musculoskeletal Assessment. St Louis, MO: W.B. Saunders.

Cleland, J.A., Fritz, J.M., Whitman, J.M., Childs, J.D. and Palmer, J.A. (2006). The use of a lumbar spine manipulation technique by physical therapists in patients who satisfy a clinical prediction rule: A case series. Journal of Orthopaedic and Sports Physical Therapy,36(4), 209-214.

Dunn, I.F., Proctor, M.R. and Day, A.L. (2006). Lumbar spine injuries in athletes.Neurosurgical Focus, 21(4), 1-5.

Hansen, L., De Zee, M., Rasmussen, J., Andersen, T.B., Wong, C. and Simonsen, E.B. (2006). Anatomy and biomechanics of the back muscles in the lumbar spine with reference to biomechanical modeling. Spine, 31(17), 1888-1899.

Kishner, S., Moradian, M. and Morello, J.K. (2014). Lumbar spine anatomy. Medscape.Available at http: // emedicine.medscape.com/article/1899031-overview (accessed 25 July 2016).

Magee, D.J. (2014). Orthopedic Physical Assessment. St Louis, MO: Elsevier Health Sciences.

Maitland, G.D. (1985). The slump test: Examination and treatment. Australian Journal of Physiotherapy, 31(6), 215-219.

Majlesi, J., Togay, H., Unalan, H. and Toprak, S. (2008). The sensitivity and specificity of the slump and the straight leg raising tests in patients with lumbar disc herniation.Journal of Clinical Rheumatology, 14(2), 87-91.

McKenzie, R. and May, S. (2003). The Lumbar Spine: Mechanical Diagnosis and Therapy. Windham, NH: Orthopedic Physical Therapy Products.

Nachemson, A. and Vingard, E. (2000). Assessment of patients with neck and back pain: A best-evidence synthesis. In A.L. Nachemson and E. Jonsson (Eds), Neck and Back Pain: The Scientific Evidence of Causes, Diagnosis, and Treatment. Philadelphia, PA: LippincottWilliams & Wilkins.

Oliphant, D. (2004). Safety of spinal manipulation in the treatment of lumbar disk herniations: A systematic review and risk assessment. Journal of Manipulative and Physiological Therapeutics, 27(3), 197-210.

Ombregt, L. (2013). Clinical Examination of the Thoracic Spine: A System of Orthopaedic Medicine. St Louis, MO: Elsevier Health Sciences.

OpenStax College. (2013). Anatomy and Physiology. Rice University.

Pearcy, M.J. and Tibrewal, S.B. (1984). Axial rotation and lateral bending in the normal lumbar spine measured by three-dimensional radiography. Spine, 9(6), 582-587.

Pearcy, M., Portek, I.A.N. and Shepherd, J. (1984). Three-dimensional x-ray analysis of normal movement in the lumbar spine. Spine, 9(3), 294-297.

Phillips, F.M., Reider, B. and Mehta, V. (2005). Lumbar spine. In B. Reider (Ed.), The Orthopaedic Physical Examination, 2nd edition. Philadelphia, PA: Elsevier Saunders.

Standring, S. (2008). Gray's Anatomy: The Anatomical Basis of Clinical Practice. London: Churchill Livingstone.

Stuber, K., Lerede, C., Kristmanson, K., Sajko, S. and Bruno, P. (2014). The diagnostic accuracy of the Kemp's test: A systematic review. The Journal of the Canadian Chiropractic Association, 58(3), 258.

Watson, C., Paxinos, G. and Kayalioglu, G. (Eds) (2009). The Spinal Cord: A Christopher and Dana Reeve Foundation Text and Atlas. London: Academic Press.168.

腰椎手法操作技术

腰椎滚动手法操作

腰椎滚动手法操作的一般步骤

患者体位： 侧卧，患侧在上，双臂交叉置于胸前，头部位于中立位，脊柱保持正直，无旋转。下方的腿伸直置于治疗台上，上方腿屈髋 90°，足置于下方腿的腘窝处。

术者体位： 弓步站在治疗床一侧，面向患者。

准备动作

- 术者一手置于患者目标节段棘突处，另一手拉动患者下方的手带动其上身旋转，当触及棘突处极其轻微的旋转时，提示已经到达目标节段。
- 再将手臂置于患者患侧髂后上棘处，以引导腰椎的旋转运动（前臂屈肌接触）。另一只手从患者的腋下穿过，扶在患者肋骨上。

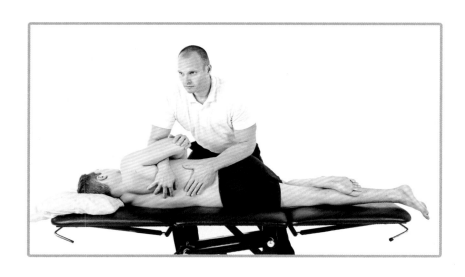

手法操作

- 嘱患者吸气、呼气。
- 在呼气的终末，一手将患者的骨盆向靠近术者的方向旋转，另一手将患者的肩膀向远离术者方向旋转，从而到达运动终末。
- 到达运动终末，施以手法操作。

腰椎节段 T12/L1 滚动手法操作

患者体位： 侧卧，患侧在上，双臂交叉置于胸前，头部位于中立位，脊椎保持正直，无旋转。下方的腿伸直置于治疗台上，上方腿屈髋90°，足置于下方腿的腘窝处。

术者体位： 弓步站在治疗床一侧，面向患者。

准备动作

- 嘱患者轻抬上方手臂，以便术者将操作手从患者胸廓和上方手臂之间穿过。
- 术者操作手的第二、三指应置于上方棘突（T12）的外侧面，其余部分保持中立位，抵住患者。
- 前臂置于患者胸廓上，稍微向患者的腋下倾斜。这一动作将患者的肩轻微后推以便在目标节段上部产生所需要的自下而上的运动。从本质上说，这一动

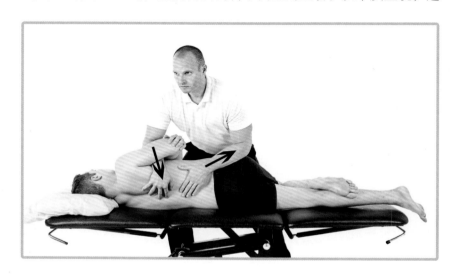

作有助于促进下方躯干的反方向旋转运动。将患者双臂夹紧放于术者的手臂上，有助于进行定位和拉紧。

- 术者辅助手的第二、三指置于下方节段（L1）的棘突上，手掌放在患者后背上，前臂置于患者的髂骨翼和臀肌上。
- 术者的手臂应紧贴患者的躯干，肘部紧贴患者胸廓。

手法操作

- 患者吸气时，向患者的肋骨和臀部施加最小的接触力。
- 术者使身体重心前移，将身体重心（胸骨颈静脉切迹）落于目标节段上。

操作要点

- 为使患者舒适，术者可以在患者的上臂下或肋骨上垫一条毛巾。
- 术者应动作轻柔，不要直接朝向患者的肋骨和臀部施力。此处十分脆弱，令患者不适的同时也易发生危险。
- 女性术者的重心通常比男性低，更接近剑突，因此治疗师需结合自身情况进行调整，以保证身体重心在目标节段上。
- 确保患者放松，呼吸通畅。只有在呼气相终末才能施加推力。

腰椎节段 L2–L5/S1 滚动手法操作

患者体位：侧卧，患侧在上，双臂交叉置于胸前。头部位于中立位，脊柱保持正直，无旋转。下方的腿伸直，上方腿屈髋90°，足置于下方腿的腘窝处。

术者体位：弓步立于治疗床一侧，与患者成斜45°角，前腿朝向患者头部方向，后腿大约位于患者的臀部位置，腿外侧抵在治疗床上。

准备动作

- 定位目标节段。
- 术者用前臂内侧通过旋转髂后上棘增加骨盆的旋转角度。前臂内侧屈肌将提供一个柔软适中的接触面。
- 另一手臂放在患者肋骨和腋窝处，如图所示进行手法操作。

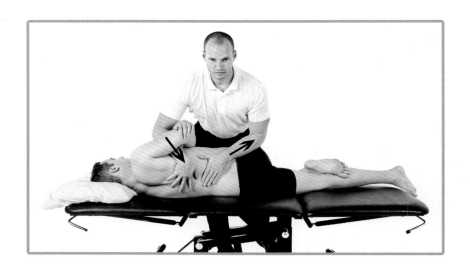

手法操作

- 嘱患者吸气、呼气。
- 在呼吸的终末到达运动终末时，施以手法操作。

腰椎滚动手法操作的变型

- 术者施力点与标准腰椎手法操作中略有不同。注意患者与术者手臂位置的不同。

　　患者体位：侧卧，患侧在上，双臂交叉置于胸前。头部位于中立位，脊柱保持正直，无旋转。下方的腿伸直，上方腿屈髋90°，足置于下方腿的腘窝处。

　　术者体位：弓步立于治疗床一侧，与患者斜成45°角，前腿朝向患者头部方向，后腿与患者的臀部水平平齐，腿外侧抵在治疗床上。

准备动作

- 定位目标节段。
- 术者将操作手的小鱼际（豌豆骨）置于旋转受限侧下方椎骨的乳突上，手指轻放，并与脊椎方向保持平行。
- 辅助手放于患者上方的前臂。

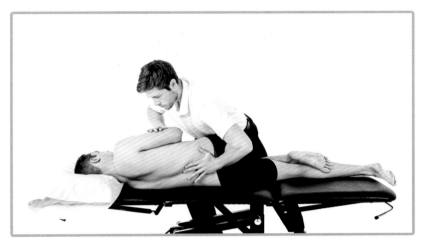

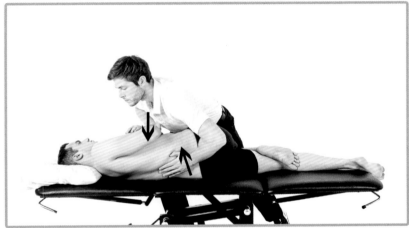

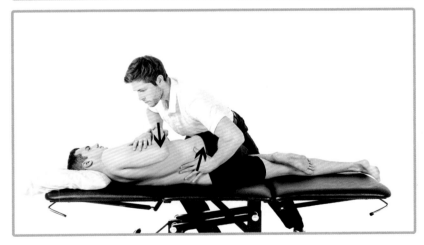

- 在目标节段上施加一个预张力。
- 辅助手将患者交叠的手臂向下、向后按压。
- 术者用大腿夹住并移动患者的膝部，感受目标关节逐渐增加的压力。
- 患者髋关节所成的角决定了操作所针对的腰椎节段水平，角度越小对应腰椎节段水平就越高。

手法操作

- 嘱患者吸气，同时向患者施加最小的压力。
- 患者吸气时，术者重心（颈静脉切迹）上移到目标节段的正上方。
- 术者后腿抬起，使患者的膝部在术者大腿间滑动，为手法操作提供空间，并令患者向着远离术者的方向旋转。

患者一条腿垂于治疗床边

- 适用于患者可能无法屈曲上方的腿时。
- 可能由髋关节置换、膝关节置换或者髋、膝关节的骨关节炎引起，该手法操作方式与先前所描述的完全一样。

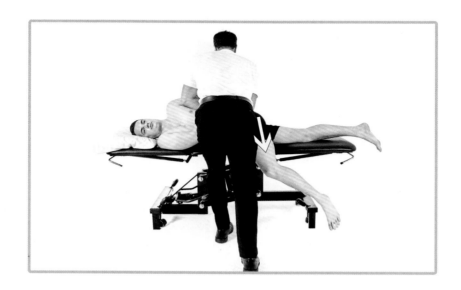

操作要点

● 由于患者的腿离开了治疗床，一旦完成手法操作，术者需要帮助患者回到仰卧位。

腰部滚动脚踏启动手法操作 L2–L5/S1

脚踏启动可以用来替代腰部翻滚，能使术者用最小的努力来实现最大力量的效果。

患者的初始体位与所有的腰椎滚动技术相同。

● 患者吸气时，术者在后的腿离开地面，将膝部轻置于患者的腘窝处。

● 患者呼气时，术者下压患者膝部，使患者的下半身向术者方向转动，从而到达功能障碍节段的最大运动范围。

● 一旦到达运动终末，做用脚踏向地面的动作。

● 脚踏启动的运动发生于术者的膝部，与启动摩托车的姿势十分相似（因此名为脚踏启动）。

操作要点

● 应注意，因为术者在完成旋转动作时用到的肌肉非常强壮，因此这一操作技术也非常有力。

● 术者需结合自身情况将重心置于目标节段上。

● 确保患者放松，呼吸通畅。只应在呼气终末向患者施加推力，此时可以释放最大张力。

● 把患者的脊柱想象成一条扭转的丝带，假设你想反方向旋转这条丝带，那么患者上半身和下半身之间的张力点（即目标节段）就是你脑海中这条丝带扭转的位置。

● 术者可以通过移动施力点至适当的骨性标志，以及减小患者髋关节的屈曲程度，以便在骶髂关节和骶骨施加相同的手法操作技术。所要操作的腰椎节段越低，患者髋关节所需的屈曲程度就越小。

● 为了提高操作的针对性，可以使用腰椎棘突钩（推／拉）法操作技术。该操

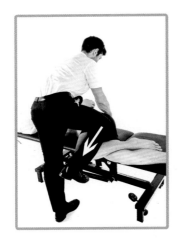

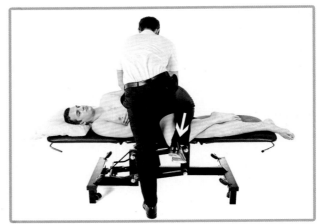

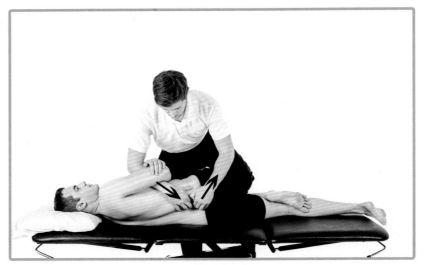

作与腰椎滚动手法技术的操作步骤相同（见前面的描述）。这一操作过程中也用到了脚踏启动的改良动作。

改良的腰椎滚动手法

这一手法可用于治疗骶髂关节和腰椎疼痛，也可用于治疗髋、膝关节病变，从而避免该关节出现过度屈曲。

患者体位：侧卧，术者像对 L5/S1 进行腰部手法治疗那样对患者进行旋转，如图所示，使患者位于上方的腿悬在治疗床的一侧。

术者体位：术者弓步，与患者成 45° 角。

准备动作

- 术者将辅助手置于患者交叠于胸前的前臂的上面。
- 术者将前腿放置于患者腘窝处，后腿前足着地，重心在前。

手法操作

- 施力点位于骶髂关节上面。也可以操作手的豌豆骨或前臂（屈肌）作为施力部位，作用于髂后上棘来完成这一手法操作。
- 向后方（远离术者的方向）施加反向旋转力，从而使患者的下半身向术者旋转。
- 术者缓慢向上（朝向头部）屈曲患者的腿部以控制骶髂关节处的张力。髋关节屈曲90° 对于骶髂关节的张力来说是足够的，此处应施加最小幅度的屈曲。
- 通过弯曲腿部进一步增加髋关节的屈曲程度，将会使腰椎更加紧张。
- 在呼气时，沿股骨所在的直线进行如图所示的手法操作。

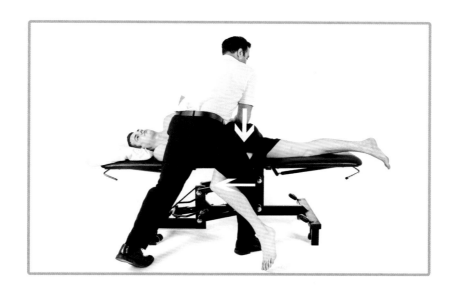

操作要点

- 切记不要过度用力，适度的操作速度和充分呼气非常重要。
- 手法操作过程中，使患者膝部轻微屈曲，以避免神经受到牵拉。

反向腰椎滚动

　　患者体位： 侧卧，患侧在上，双臂交叉置于胸前。头下垫枕，头部位于中立位，脊柱保持正直，无旋转。下方的腿保持笔直，上方的腿屈髋90°，足

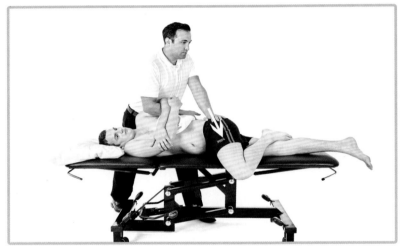

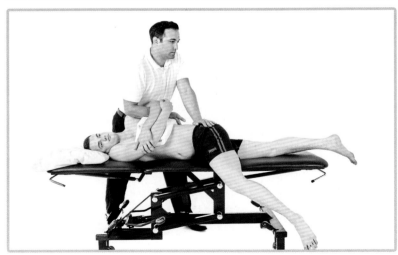

置于下方腿的腘窝处。

      术者体位：弓步立于患者身后。

准备动作

- 术者辅助手穿过患者交叠的手臂下方，置于患者肩前部和肋骨上；也可以将辅助手置于患者肩前部，但需注意避开患者盂肱关节（辅助手也可置于上胸部）。患者呼气时辅助手可感受到微弱的向下压力。可以在该区域放置一条毛巾，从而使操作过程更加舒适。
- 操作手放置于患者上方腿的股骨大转子的后面。
- 目标关节的预张力是通过腰椎沿着股骨纵轴所做的旋转运动而产生的。

手法操作

- 令患者的下半身向前旋转，同时上半身／肩部向后旋转。应在两个方向上施加同等的旋转力，以确保目标关节达到最大张力。
- 术者应双臂尽量伸直，肘关节仅做最小幅度弯曲。
- 术者保持弓步体位，双臂伸直，身体重心下落。患者椎体间应感受到沿脊柱的纵向牵引力，该力在目标节段处受阻。
- 该手法操作应与患者的呼吸节律保持一致。
- 不要在手法操作过程中使身体下垂，这可能会对患者肩部造成影响。

改良

- 患者上方的腿可以直接置于身体前方，不必保持屈曲 90° 的姿势，适用于患有髋关节／膝关节骨关节炎及关节置换术后的患者。
- 患者伸直的腿部为术者创造了一个较长的杠杆，因此在感受目标关节的运动终末感时应考虑到这一点。

第十二章

骨盆与骶髂关节

概述

从 19 世纪开始，手法治疗越来越多地应用于骨盆区域骨和软组织结构失衡所致的病症（Lee，2004）。目前，手法治疗是自腰部、髋关节、骨盆、臀部（尤其是盆骨和骶髂关节）放射至下肢疼痛的首选治疗方法（Laslett，2008）。手法治疗师们认为，多数患者可以通过手法治疗达到消除疼痛的目的；骨盆和骶骨区域的异常，都可以通过简单的徒手治疗来矫正，如矫正髂骨前旋半脱位或骨盆韧带损伤导致的神经压迫（DonTigny，2007）。

手法治疗师们始终在追寻一种能够被患者所耐受且疗效最好的治疗手法来治疗相关病症。他们的首要目的是定位特定的功能障碍，通过调整骨骼和软组织结构来恢复其活动性和功能，并增强周围肌肉的肌力（Childs 等，2004）。另外，他们往往会使用两种常用的手法操作来矫正骨盆和骶髂部的异常：高速低幅的推力（HVLAT）和低速低幅的推力。然而，当在患者身上发现绝对禁忌证或严重病变的危险信号时，应避免进行手法操作（Rivett、Thomas 和 Bolton，2005）。如果患者有手法操作的相对禁忌证，应采取适当的保护措施，以免患者在接受治疗时受伤。此外，充足的知识储备、熟练的操作技巧、丰富的经验和良好的临床推理能力，对于预防手法操作后不良事件的发生起着重要的作用。治疗师在施行手法操作技术前应接受适当的培训和教育（World Health Organization，2005；Ernst，2007）。

本章介绍了骨盆和骶骨的不同关节、关节活动度和适用于诊断该区域严重病变的特殊试验。此外，本章节还将介绍一些常见的骨盆和骶骨损伤，以及手法操作的危险指征。

关节

骨盆位于脊椎下段和下肢之间，包括骨盆带（两块髋骨）、骶骨和尾骨。每块髋骨由髂骨、坐骨和耻骨三块骨融合而成，与骶骨形成骶髂关节（McCann和Wise，2014）。骨盆分为假性骨盆和真性骨盆，中间由一条被称为"真假骨盆分界线"的斜线分开。骨盆的作用是为下肢提供附着点；同时，它还保护着体内的生殖器官、膀胱和部分大肠（OpenStax，2013；Standring，2008）。

表 12.1 骨盆和骶骨的关节

关节名称	描述	功能
髋臼股骨头关节	• 由股骨头和髋臼连接而成的滑膜、球窝关节 • 包括下肢和骨盆带之间的关节 • 负责连接下肢和躯干 • 也称为髋关节	• 在动态和静态姿势下支撑身体 • 协助维持身体平衡
骶髂关节	• 真性运动关节，特征与其他运动关节不同 • 包括骶骨与骨盆（髂骨）之间的关节 • 通常在 S1、S2 和 S3 间的骶骨节段内形成 • 除透明软骨外，还具有纤维软骨 • 是灵活性小、神经支配良好的关节，因此非常坚固和稳定	• 作为脊柱的减震器 • 协助将上肢重量传递至骨盆和双腿 • 为脊柱和骨盆提供稳定性 • 帮助身体在行走过程中保持平衡（支撑相后期）
腰骶关节	• 是连接腰椎和骶骨的软骨性的多功能关节 • 包括最后一个腰椎（L5）与第一骶椎（S1）之间的关节 • 由若干相互连接的组件构成，包括两个相邻椎体之间的椎间盘和两个小面关节（关节突关节）	• 为脊柱提供坚固而稳定的基底部分 • 允许躯干在几乎全部方向上做旋转和屈曲运动

引自：Cereatti 等（2010）；Forst 等（2006）；Vleeming 等（2012）；Lin 等（2001）

关节活动度

髋关节肌肉在三个相互垂直的轴面上产生三个自由活动度的运动，包括水平轴上的屈曲和伸展，纵轴上的外旋和内旋，以及矢状轴上的外展和内收（Schünke 等，2006）。事实上，实质性运动发生在盆腔外侧面。骨盆在髋关节上的运动与股骨有关。髋关节和骨盆的耦合运动在维持脊柱下段的前凸和后凸方面起重要作用（Vleeming 和 Stoeckart，2007）。

表 12.2　髋关节的正常活动范围

活动类型	活动范围
屈曲	115°~125°
伸展	0°~15°
外展	30°~50°
内收	30°
外旋	30°~40°
内旋	40°~60°

引自：Seidenberg 和 Childress（2005）

与髋关节相反，骶髂关节的关节活动度较小（Forst 等，2006）。尽管多年以来医学界一致认为除非病变或者妊娠，骶髂关节是不动的，

骶髂关节的活动度

· 旋转小于 4°
· 平移最大 1.6 mm

引自：引自 Sturesson 等（1989，2000）

但最新实验研究表明，骶髂关节能在矢状面上做绕轴运动（Fortin，1993；Sturesson、Selvik 和 Udén，1989；Sturesson、Uden 和 Vleeming，2000）。

常见损伤

骨盆和骶骨损伤的主要原因是跌倒、车祸、暴力活动或运动创伤。这些损伤在所有群体中均很常见，包括男性和女性、年轻人和老年人群，以及各种运动的参与者（Larkin，2010）。

表 12.3 骨盆和骶骨的常见损伤

损伤	特征
骨盆骨折	· 骨盆的一个或多个骨性结构破裂，包括髋骨、骶骨和尾骨 · 通常是由某种类型的外伤、严重的创伤引起的，如从高处坠落、车祸或挤压伤 · 严重程度分为轻度、相对良性损伤到重度、危及生命的骨折 · 约占美国所有骨性骨折的 3%
骶髂关节功能障碍	· 一般指骶髂关节结构出现疼痛或不适症状 · 特征是该区域或多或少地存在异常姿势或异常运动 · 通常由某种类型的创伤性事件引起，如臀部着地直接摔倒、机动车事故或在台阶上意外踩空 · 常见症状包括腰背痛、臀部疼痛、髋关节疼痛、腹股沟痛、坐骨神经痛、尿频和短暂性麻木
髋关节脱位	· 通常由外伤引起，因暴力直接沿着股骨轴传递所致 · 可发生于前部、后部或中央 · 可能发生合并损伤，如股骨头骨折或股骨颈骨折 · 通常由机动车事故导致（约 70%） · 主要发生在后部区域（约 90%）

引自：Furey 等（2009）；Langford 等（2013）；Laslett（2008）；Fortin（1993）；Vleeming 等（2012）；Kovacevic、Mariscalco 和 Goodwin（2011）；Seidenberg（2010）

危险指征（red flags）

危险指征有助于确诊慢性疼痛患者的严重病变。如果在患者身上发现手法操作的危险指征，术者应先进行合理的临床推理，并在训练过程中尽可能地小心，以免患者在接受手法操作时遭受损伤。

表 12.4 提示骨盆和骶骨严重病变的危险指征

情况	症状和体征
股骨颈病理性骨折	· 多见于 70 岁以上的老年女性 · 严重、持续的髋关节、腹股沟或膝关节疼痛 · 创伤史，如从站立姿势跌倒
股骨头缺血性坏死（AVN）	· 长期使用皮质类固醇 · 酗酒史 · 既往有股骨头骨骺脱位史 · 疼痛逐渐发作 · 腹股沟区、股部或膝关节内侧疼痛，负重时加剧

（续表）

情况	症状和体征
癌症	• 既往有恶性肿瘤病史（如前列腺癌、乳腺癌或任何生殖系统恶性肿瘤） • 不明原因的体重减轻 • 不因姿势或活动改变的持续、渐进疼痛
结肠癌	• 年龄超过 50 岁 • 有结肠癌家族史 • 肠功能紊乱（如直肠出血、黑便）
感染	• 高热、寒战 • 近期泌尿系统感染或皮肤感染史 • 排尿烧灼感 • 顽固的夜间痛或静息痛 • 常规治疗 6 周后无改善

引自：Reiman 和 Thorborg（2014）；Gabbe 等（2009）；Henschke、Maher 和 Refshauge（2007）；Meyers 等（2000）；Van den Bruel 等（2010）

特殊检查

表 12.5　用于骨盆和骶骨严重病变评估的特殊检查

试验	操作过程	阳性体征	备注
Trendelen-burg 征	患者站立。检查者嘱患者缓慢地将一侧足抬离地面，不给予任何外力支撑。患者保持身体正直，上部躯干无明显倾斜	• 躯干代偿性倾斜或对侧髂嵴下降	• 存在肌肉功能障碍 • 髋关节半脱位或脱位
Faber 试验	患者仰卧，将受试腿置于屈曲、外展、外旋的姿势下	• 引起同侧肢体前侧的疼痛 • 引起对侧肢体后侧的疼痛	• 髋关节紊乱 • 骶髂关节功能障碍
Gaenslen 试验	患者仰卧或侧卧。检查者指导患者将双侧下肢蜷起并贴近胸部。患者缓慢放低并伸展受试腿	• 骶髂关节疼痛	• 骶髂关节功能障碍
Ober 试验	患者侧卧，患侧膝关节屈曲 90° 置于上方，同时健侧下肢屈曲置于下方，以便保持骨盆稳定。检查者拉动患者在上方的大腿使其被动外展，直至大腿与躯干保持一条直线	• 下肢保持外展，且不落在治疗床上	• 髂胫束过度紧张

（续表）

试验	操作过程	阳性体征	备注
Thomas 试验	患者仰卧。嘱患者屈曲一侧下肢，并自己用手将大腿部拉到胸前	· 伸直的腿从治疗床上抬起	· 髋关节屈曲挛缩
滚木试验（Log roll test）	患者仰卧，髋关节和膝关节保持伸展。检查者被动内旋、外旋两侧完全伸展的下肢	· 髋关节前部或腹股沟区疼痛	· 梨状肌综合征 · 股骨头骨骺脱位
Ely 试验	患者俯卧，下肢完全伸展。检查者被动地屈曲患者膝关节，使足跟触碰臀部。检查者观察同侧髋关节与治疗床之间的垂直分离	· 髋关节被迫抬离治疗床	· 股直肌挛缩

引自：Baxter（2003）；McRae（2010）；McFadden 和 Seidenberg（2010）

参考文献

Baxter, R.E. (2003). Pocket Guide to Musculoskeletal Assessment. St Louis, MO: W.B. Saunders.

Cereatti, A., Margheritini, F., Donati, M. and Cappozzo, A. (2010). Is the human acetabulofemoral joint spherical Bone and Joint Journal, 92(2), 311-314.

Childs, J.D., Fritz, J.M., Flynn, T.W., Irrgang, J.J. et al. (2004). A clinical prediction rule to identify patients with low back pain most likely to benefit from spinal manipulation: A validation study. Annals of Internal Medicine, 141(12), 920-928.

DonTigny, R.L. (2007). A detailed and critical biomechanical analysis of the sacroiliac joints and relevant kinesiology. The implications for lumbopelvic function and dysfunction.In A. Vleeming, V. Mooney and R. Stoeckart (Eds), Movement, Stability and Lumbopelvic Pain: Integration of Research and Therapy, 2nd edition, London: Churchill Livingstone.

Ernst, E. (2007). Adverse effects of spinal manipulation: A systematic review. Journal of the Royal Society of Medicine, 100(7), 330-338.

Forst, S.L., Wheeler, M.T., Fortin, J.D. and Vilensky, J.A. (2006). The sacroiliac joint: Anatomy, physiology and clinical significance. Pain Physician, 9(1), 61-67.

Fortin, J.D. (1993). Sacroiliac Joint: A new perspective. Journal of Back and Musculoskeletal Rehabilitation, 3(3), 31-43.

Furey, A.J., Toole, R.V., Nascone, J.W., Sciadini, M.F., Copeland, C.E. and Turen, C. (2009). Classification of pelvic fractures: Analysis of inter-and intraobserver variability using the Young-Burgess and Tile classification systems. Orthopedics, 32(6), 401.

Gabbe, B.J., Bailey, M., Cook, J.L., Makdissi, M. et al. (2009). The association between hip and groin injuries in the elite junior football years and injuries sustained during elite senior competition. British Journal of Sports Medicine, 44(1), 799-802.

Henschke, N., Maher, C.G. and Refshauge, K.M. (2007). Screening for malignancy in low back pain patients: A systematic review. European Spine Journal, 16(10), 1673-1679.

Kovacevic, D., Mariscalco, M. and Goodwin, R.C. (2011). Injuries about the hip in the adolescent athlete. Sports Medicine and Arthroscopy Review, 19(1), 64-74.

Langford, J.R., Burgess, A.R., Liporace, F.A. and Haidukewych, G.J. (2013). Pelvic fractures: Part 1. Evaluation, classification, and resuscitation. Journal of the American Academy of Orthopaedic Surgeons, 21(8), 448-457.

Larkin, B. (2010). Epidemiology of hip and pelvis injury. In: The Hip and Pelvis in Sports Medicine and Primary Care. New York, NY: Springer.

Laslett, M. (2008). Evidence-based diagnosis and treatment of the painful sacroiliac joint.Journal of Manual and Manipulative Therapy, 16(3), 142-152.

Lee, D.G. (2004). The Pelvic Girdle, 3rd edition. Edinburgh: Elsevier.

Lin, Y.H., Chen, C.S., Cheng, C.K., Chen, Y.H., Lee, C.L. and Chen, W.J. (2001). Geometric parameters of the in vivo tissues at the lumbosacral joint of young Asian adults. Spine, 26(21), 2362-2367.

McCann, S. and Wise, E. (2014). Kaplan Anatomy Coloring Book. New York, NY: Kaplan Publishing.

McFadden, D.P. and Seidenberg, P.H. (2010). Physical examination of the hip and pelvis.In: The Hip and Pelvis in Sports Medicine and Primary Care. New York, NY: Springer.

McRae, R. (2010). Clinical Orthopaedic Examination. Edinburgh: Elsevier.

Meyers, W.C., Foley, D.P., Garrett, W.E., Lohnes, J.H. and Mandlebaum, B.R. (2000).Management of severe lower abdominal or inguinal pain in high-performance athletes.American Journal of Sports Medicine, 28(1), 2-8.

OpenStax College. (2013). Anatomy and Physiology. Houston, TX: Rice University.

Reiman, M.P. and Thorborg, K. (2014) Invited clinical commentary. Clinical examination and physical assessment of hip joint-related pain in athletes. International Journal of Sports Physical Therapy, 9(6), 737-755.

Rivett, D.A., Thomas, L. and Bolton, B. (2005). Premanipulative testing: Where do we go from here New Zealand Journal of Physiotherapy, 33(3), 78-84.

Schünke, M., Ross, L.M., Schulte, E., Schumacher, U. and Lamperti, E.D. (2006.) Thieme Atlas of Anatomy: General Anatomy and Musculoskeletal System. New York, NY: Thieme Medical Publishers.

Seidenberg, P.H. and Childress, M.A. (2005). Evaluating hip pain in athletes. Journal of Musculoskeletal Medicine, 22(5), 246-254.

Seidenberg, P.H. (2010). Adult hip and pelvis disorders. In: The Hip and Pelvis in Sports Medicine and Primary Care. New York, NY: Springer.

Standring, S. (2008). Gray's Anatomy: The Anatomical Basis of Clinical Practice. London: Churchill Livingstone.

Sturesson, B., Selvik, G. and Udén, A. (1989). Movements of the sacroiliac joints: A Roentgen stereophotogrammetric analysis. Spine, 14(2), 162-165.

Sturesson, B., Uden, A. and Vleeming, A. (2000). A radiostereometric analysis of the movements of the sacroiliac joints in the reciprocal straddle position. Spine, 25(2), 214.

Van den Bruel, A., Haj-Hassan, T., Thompson, M., Buntinx, F., Mant, D. and European Research Network on Recognising Serious Infection Investigators (2010). Diagnosticvalue of clinical features at presentation to identify serious infection in children in developed countries: A systematic review. The Lancet, 375(9717), 834-845.

Vleeming A. and Stoeckart, R. (2007). The role of the pelvic girdle in coupling the spine and the legs: A clinical-anatomical perspective on pelvic stability. In A. Vleeming, V.Mooney and R. Stoeckart (Eds), Movement, Stability and Lumbopelvic Pain: Integration and Research. Edinburgh: Churchill Livingstone.

Vleeming, A., Schuenke, M.D., Masi, A.T., Carreiro, J.E., Danneels, L. and Willard, F.H. (2012). The sacroiliac joint: An overview of its anatomy, function and potential clinical implications. Journal of Anatomy, 221(6), 537-567.

World Health Organization (2005). WHO Guidelines on Basic Training and Safety in Chiropractic. Geneva: World Health Organization.

骨盆与骶髂关节手法操作技术

髂骨前部手法操作

患者体位：俯卧。

术者体位：弓步立于患者患侧。

准备动作

- 术者前臂斜放于患者髂嵴和髂后上棘的连线处。
- 另一只手放在患者患侧大腿下面，然后双手交握固定。

手法操作

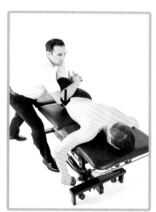

- 用前臂做杠杆，抬起患者大腿使之处于伸展位并引导患者做内收动作，直至关节运动终末。
- 前臂在髂后上棘和髂嵴上从后向前施压，并保持髋关节处于伸展和内收位。
- 两臂合作，协同发力。

操作要点

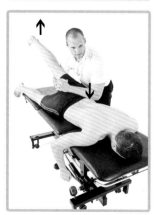

- 可以在患者腹部下方放置一个枕头，避免腰椎过伸。
- 如果患者有膝关节病史、关节置换史或存在可能加重的腰椎病变时，不应进行此手法操作。
- 伸展和内收动作的幅度可略小于预期。
- 手法操作过程中可能听不到"咔哒"的声音，注意复检。

骶髂关节手法操作技术——"芝加哥"

患者体位：仰卧，双臂交叉置于胸前，两腿上下交叠。

术者体位：弓步立于患者健侧，后腿抵在治疗床上。

准备动作

- 术者协助患者摆成"微笑状"图示体位，两腿交叠。
- 术者将操作手掌根部抵于患者对侧髂前上棘（ASIS）。
- 另一只手抓住患者的肩后部、肩胛骨的上外侧。

手法操作

- 嘱患者吸气、呼气。
- 在患者呼气终末，术者通过掌根部在患者的髂前上棘处施加一个从前向后的压力，向骶髂关节轻微施压。
- 当术者逐渐增加压力时，用另一只手向术者方向旋转患者的上半身，直到术者感觉到骨盆开始转动，提示关节运动达终末。
- 术者在这个点上通过手掌根部施加压力，于髂前上棘进行手法操作。

操作要点

- 当患者的体形比术者要大得多时，术者可以将治疗床最大倾斜至45°角，以

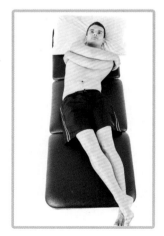
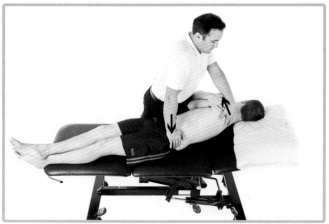

方便旋转患者。

• 患者腿部放置：可将健侧置于患侧之上，也可将患侧置于健侧之上。

• 可在患者的髂前上棘处放置一块小毛巾，提高患者的舒适度。

• 操作通常与患者的呼吸保持一致，并在呼气的终末施加手法。

骶髂关节坐骨联结—侧卧位—骨盆后倾

患者体位：侧卧，双臂交叉置于胸前，患侧在上。

术者体位：弓步立于治疗床一侧，面向患者。

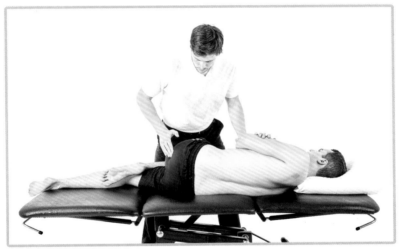

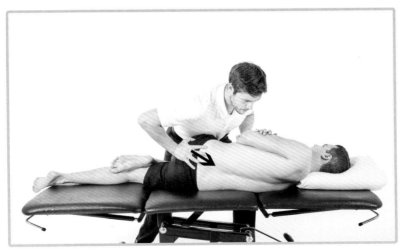

准备动作

• 术者协助患者伸直在下方的腿，并使上方的腿屈髋、屈膝，足置于下方腿腘窝处。

• 术者一手置于患者肘部（如果放在患者上臂更舒服的情况下，也可取上臂），持续施加指向台面的压力，以固定患者上半身并形成张力。

• 另一手抵住患者的坐骨结节，轻轻使之向术者的方向滚动。持续施压以固定患者上半身，仅移动患者下半身。

• 术者斜靠在患者身上，重心正对患者坐骨结节。

手法操作

• 嘱患者吸气、呼气，通过增加上半身的旋转和对坐骨的压力，达到关节运动终末。

• 术者用手掌根部施加从后向前、从下向上方向的力，对骨盆进行手法操作。

• 如有必要，可以在患者向术者滚动时，用术者的腿下压患者大腿以增加张力，进一步绷紧骶髂关节。若使用此法，请预先告知患者你的大腿会与对方大腿相互接触。

• 该技术将使患侧骨盆向后方移动。

操作要点

• 可以在患者头下放置垫枕，以帮助患者头部保持中立位。

• 可以在患者肘部放置一条毛巾，以减轻对腕部伸肌的直接压迫。

• 通常患者会因担心从治疗床上滚落而紧张，术者应尽力安抚患者使其放松。

• 术者可以对本书章节 11 中的"腰部滚动脚踏启动手法操作"进行改良。

• 改良后的腰椎滚动手法也具有非常相似的疗效，参见章节 11。

骶髂关节髂后上棘—侧卧位—骨盆前倾

患者体位：侧卧，双臂交叉置于胸前，患侧在上。

术者体位：弓步立于治疗床一侧，面向患者。

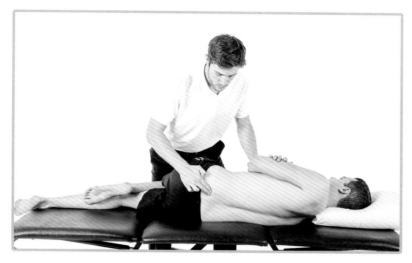

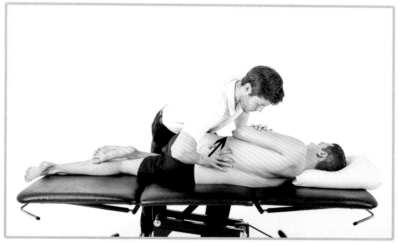

准备动作

- 术者协助患者伸直在下方的腿，并使上方的腿屈髋、屈膝，足置于下方腿 腘窝处。
- 术者操作手掌根置于患者髂后上棘处，使患者向术者方向滚动；辅助手保持 向患者肘部施加固定的压力，以确保旋转运动仅源自患者的下半身。
- 术者斜靠在患者身上，重心正对患者髂后上棘。

手法操作

- 术者辅助手作用于患者上半身，向外施力；操作手掌根部作用于髂后上棘，从后向前、从下向上推动，以达到关节运动终末。
- 在髂后上棘处进行手法操作。
- 该治疗手法可有效地使患侧骨盆前移。
- 若需加强手法效果的话，术者可用在前的腿抵住患者上方的腿，并引导患者上身向术者方向旋转。实施此操作前应告知患者将会有腿部接触。

操作要点

- 如果操作使用的治疗床没有头枕帮助患者头部保持中立位，术者可以在患者头下放置一个垫枕。
- 术者可以在患者肘部放置一条毛巾，以减轻对腕部伸肌的直接压迫。
- 通常患者会因担心从治疗床上滚落而紧张，术者应尽力安抚患者使其放松。
- 术者可以对章节 11 中的"腰部滚动脚踏助动手法操作"进行改进。
- 改良后的腰椎滚动手法也具有非常相似的疗效，参见章节 11。

骶骨触发

患者体位：俯卧位，腹下垫枕，使腰椎保持中立位。

术者体位：弓步立于治疗床一侧，面向患者。

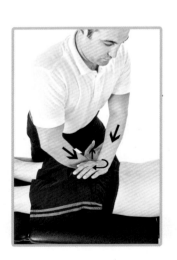

准备动作

- 术者十指交叉，双手掌根置于骶骨上、下端。
- 术者斜靠在患者身上，胸骨对准患者骶骨正上方。

手法操作

- 嘱患者吸气、呼气。
- 在呼气中点，双手挤压骶骨，从后向前施力。

- 在呼气终末，加大从后向前的力以达到关节运动终末。
- 一旦到达关节运动终末，在骶骨从后向前进行手法操作。
- 施术后快速松开双手，释放张力。

操作要点

- 如有必要，该操作技术可重复 2~3 次。
- 如第二张图片中所示，若身体一侧更疼或更僵硬，则在该侧骶骨集中施压，可能会获得更好的疗效。

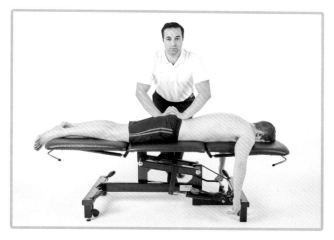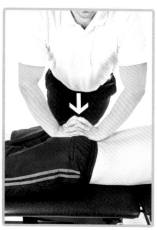

第十三章

肩和胸廓

概述

在过去的几十年中，高速低幅（HVLAT）手法操作已经成为治疗各种肩部疾病的有效手段，包括肩周炎、肩部疼痛、肩胛骨运动障碍、肩峰撞击综合征、肩袖损伤等。治疗师在对患者进行治疗时，应根据所施治的肩关节和（或）病变部位选择适宜的手法操作技术，以缓解肌肉痉挛，对关节半脱位进行复位并缓解韧带挛缩（Lason 和 Peeters，2014）。

另一方面，肋骨或胸廓的手法操作通常用于治疗多种胸部和肋骨的病变，如胸痛、胸闷、哮喘、肺炎、肋骨疼痛、功能障碍、肋骨骨折、脱位和背痛等。

治疗师通过手动治疗来改善患者胸部和胸廓区域的活动度和生理功能。从治疗角度来看，手法治疗旨在解决该区域内的特定功能障碍并提高周围肌肉的肌力（William、Glynn 和 Cleland，2015）。在开始对肩部和胸廓施行手法操作技术前，必须首先排除危险指征或禁忌证（Rivett、Thomas 和 Bolton，2005）。此外，术者必须具备充足的知识储备、熟练的操作技巧和丰富的诊疗经验，以降低治疗后发生不良反应的风险。

因此，治疗师在进行手法操作前应有充分的理论储备和实践经验（WHO，2005；Ernst，2007），知道如何对不同的操作进行分级以及何时停止治疗。

本章将介绍肩部和胸廓的各个关节及其活动度，阐述用于诊断该区域内严重病变的特殊检查。此外，本章还将介绍一些常见的肩部和肋骨损伤，以及手法操作的危险指征。

关节

肩关节是人体最为复杂的关节之一。肩关节连接上肢骨和中轴骨，由肱骨、肩胛骨和锁骨组成。这些骨骼彼此处于一种特殊的协调状态下，从而允许肩关节完成较大幅度的运动（Halder、Itoi 和 An，2000）。肩关节缺乏强健的韧带维系，所以肩关节稳定性主要依赖肩袖肌群（Bigliani 等，1996）。

　　胸廓是胸部的骨性框架，是一种包围胸腔并对肩带骨和上肢起支撑作用的骨骼、软骨结构，由 12 对肋骨（包括肋软骨）、1 块胸骨和 12 块胸椎组成（Mader，2004）。胸廓对人体的部分重要脏器起到一定的保护作用，并为肌肉提供了附着部位，从而形成一个可随呼吸扩张和收缩的半刚性腔室（White 和 Folkens，2005）。

表 13.1　肩和胸廓的关节

关节名称	描述	功能
盂肱关节	• 多轴球窝关节，是人体活动度最大的关节 • 肱骨头和肩胛骨之间的关节 • 负责连接上肢骨与躯干骨 • 关节面之间相互不匹配且不对称 • 静态稳定依靠关节囊、肩关节盂缘和喙肱韧带来维持	• 允许上肢完成近乎全范围的关节活动 • 支持广泛的运动，包括屈曲、伸展、外旋和内旋、圆周旋转、外展和内收
肩锁关节	• 肩部顶端的滑膜关节 • 锁骨外侧端和肩峰内侧缘之间的关节 • 为一层纤维囊包覆，由喙肩韧带维系 • 依靠韧带、关节内椎间盘和关节囊维持静态稳定	• 用于维持肩部的稳定 • 有助于在锁骨与肩峰之间传递力量 • 协助完成全臂的运动
胸锁关节	• 双平面滑膜关节，由胸骨上部与锁骨内侧端连接而成 • 躯干骨和上肢之间的真性关节 • 由两个部分组成，由一个完整的关节盘或半月板分隔开 • 依靠厚囊和支撑韧带（如肋锁韧带、锁骨间韧带和胸锁韧带）维持静态稳定	• 允许锁骨在近乎全部平面内的自由移动，允许其做抬高、下降、前伸和后缩动作 • 使肩部能够做向前推进的动作
肋椎关节	• 连接肋骨头与相邻椎体的肋骨小关节面和椎间盘的滑膜关节 • 由纤维囊、扇形辐射韧带和关节间韧带组成	• 用于支撑脊椎运动 • 协助肋骨完成与呼吸运动一致的动作
肋软骨关节	• 将肋骨与肋软骨连接起来的透明软骨关节 • 包含肋骨和肋软骨之间的关节	• 用于维持胸廓的稳定性

（续表）

关节名称	描述	功能
肋横突关节	· 形成于肋骨结节与对应椎骨的横突连接处 · 包括关节囊、关节颈和结节韧带，以及肋横突韧带 · 在 T11 和 T12 处缺如	· 协助肋骨完成与呼吸运动一致的动作

引自：Terry 和 Chopp（2000）；Rockwood Jr 等（2009）；Van Tongel 等（2012）；Duprey 等人（2010）；Palastanga 和 Soames（2011）；Bontrager 和 Lampignano（2013）

关节活动度

肩关节是整个人体中最灵活的关节。肩关节的运动涉及骨关节连接、肌腱束缚、韧带约束和肌肉动力之间的复杂动态关系，只有诸多要素之间协同配合才能完成正常运动（Terry 和 Chopp，2000）。肩关节的高度活动性使上肢具有极大的运动范围，包括外展、内收、内旋、外旋、伸展和屈曲等。此外，还允许肩胛骨做伸展、抬高、降低和回缩的动作（Quillen、Wuchner 和 Hatch，2004）。肩关节广泛的运动范围使运动员的手臂能够从事各种类型的体育活动。

表 13.2　肩关节的正常活动度

活动类型	活动范围
前屈	180°
伸展	45° ~60°
外展	150°
内旋	70° ~90°
外旋	90°

引自：改编引自 Moses（2007）

较之于肩带部的灵活可动，胸廓却是人体活动度最低的部位之一。得益于胸肋关节、肋椎关节以及包覆在肋骨两端的软骨结构，胸廓才具备了完成呼吸运动所必需的基本动度。确切地说，肋骨的动度主要依赖肋椎关节和肋横突关节之间协调的持续运动来完成（Yoganandan 和 Pintar，1998）。肋骨通常围绕两个轴进行运动：上位肋骨的运动类似"泵的手柄"，而下位肋骨的运动则类似"桶的把手"。肋骨运动的轴可被描述成一条通过肋骨颈在肋椎关节和肋横突关节之间运动的线。上位肋骨（第 2~6 肋）的旋转轴朝向额状面，而下位肋骨（不包括第 11 肋和第 12 肋）的旋转轴则朝向矢状面（Crooper，1996）。

常见损伤

肩部和胸廓的损伤通常主要由跌倒、机动车事故、暴力活动、运动事故或穿透性损伤等引起。这些损伤往往伴有骨折，继而导致肩部和胸廓区域出现疼痛和功能障碍。肩部动度比胸廓动度大很多，因而更容易受到损伤（Sofu 等，2014）。这一部位的常见损伤包括肩袖断裂、冻肩、肌腱炎、滑囊炎、骨折、拉伤、扭伤、脱位和分离等。虽然车祸是胸廓损伤的最常见原因，但钝性创伤所致的肋骨骨折也是胸部常见损伤之一，约 10% 的钝性创伤患者会出现这一情况（Liman 等，2003）。

表 13.3　肩和胸廓的常见损伤

损伤	特征
盂肱脱位	·肱骨头和关节窝之间的接触部位分离 ·约 96% 的肩关节脱位发生于前方，其余发生于后方 ·每年发病率约为 17/100 000 ·通常见于中青年人
锁骨骨折	·是一种常见的急性肩部损伤，通常由跌倒时肩膀外侧着地所致 ·占所有骨折的 2.6%~5%（即每 20 例骨折中便有 1 例），占成年人上肢带损伤的 44% ·占儿童骨折的 10%~16% ·全球每十万人中便有 30~60 人受该病的影响 ·通常情况下，该病在男性人群中的发病率是女性人群的 2.5 倍
肩锁关节扭伤	·是好发于运动员和运动量较大的人群中的一种常见损伤 ·通常因肱骨内收时，外力或打击力直接作用于肩峰所致 ·约占所有肩关节脱位中的 12% ·与女性相比，更好发于男性群体，男女比例约为 5∶1 ·在 20~40 岁的男性中发病率最高

（续表）

损伤	特征
肱骨近端骨折	• 罕见，通常预后较差 • 会导致 1%~3% 的骨折，约占所有骨干骨折的 20% • 16 岁及以上的人群每年发病率为 14.5/100 000，发病率自 50 岁以后逐年递增 • 较常见于老年人 • 通常因跌倒时手臂位于外展位所致
肋骨骨折	• 通常由胸部直接遭受外力袭击所致，但也有可能由于咳嗽或上肢、躯干强有力的肌肉活动导致 • 最常累及第 7 肋和第 10 肋 • 在老年群体中更为常见。相比之下，年轻群体较为少见 • 症状包括严重的局部疼痛、深吸气或运动时疼痛、呼吸或运动时发出"咯吱"声响

引自：Dala-Ali 等（2012）；Kroner、Lind 和 Jensen（1989）；Khan 等（2009）；Jeray（2007）；Zlowodzk 等（2005）；Lynch 等（2013）；Quillen 等（2004）；Ekholm 等（2006）；Melendez 和 Doty（2015）；Ombregt（2003）

危险指征（red flags）

危险指征有助于辨别慢性疼痛患者的严重病理变化。如果发现患者有危险指征，治疗师应优先进行合理的临床推理，并在手法操作时高度谨慎，以降低患者在接受治疗后出现不良反应的风险。

表 13.4　提示肩和胸廓严重病变的危险指征

情况	症状和体征
急性肩袖撕裂	• 外伤 • 肩关节急性疼痛 • 感觉缺失 • 明显的肌无力 • 垂臂试验阳性
神经病变	• 不明原因的消瘦 • 明显的神经功能缺损（感觉或运动） • 持续性头痛
神经根病	• 剧烈的辐射痛 • 肩部针刺样麻木

（续表）

情况	症状和体征
垂头综合征	• 严重的颈部伸肌无力 • 屈肌未受累 • 胸—下颏畸形 • 颈部僵直 • 肩胛带肌群无力
未复位性脱位	• 严重创伤 • 癫痫发作 • 触电 • 旋转失稳与畸形
心肌梗死	• 胸痛或不适 • 胸部压迫或紧缩感 • 呼吸急促、流汗、苍白、战栗、头晕目眩、恶心 • 久坐的生活方式 • 既往有缺血性心脏病史、高血压、糖尿病、吸烟、三酰甘油水平升高和高胆固醇血症 • 年龄：年龄超过 40 岁的男性和年龄超过 50 岁的女性 • 症状持续 30~60 分钟
心包炎	• 胸部中央或左侧区域出现急剧或尖锐的刺痛 • 深呼吸、吞咽、咳嗽或左侧卧位时疼痛加重 • 坐位或斜靠时症状缓解 • 呼吸急促、心悸、疲劳、恶心
气胸	• 吸气、通气或胸廓扩张时胸部疼痛加剧 • 反常的快速呼吸 • 低血压、呼吸困难或缺氧 • 呼吸音遥远或缺如
肺炎	• 呼吸或咳嗽时急剧或尖锐的胸痛 • 发热、寒战、头痛、出汗、疲劳或恶心 • 咳痰
骨折	• 年龄在 70 岁以上 • 近期有严重创伤史 • 长期应用糖皮质激素 • 骨质疏松病史
肿瘤	• 癌症病史（如乳腺癌或肺癌） • 疑似恶性肿瘤 • 不明原因的畸形、肿块或肿胀

（续表）

情况	症状和体征
感染、脓毒性关节炎	• 皮肤发红 • 全身不适，如食欲不振、异常疲劳（萎靡不振） • 全身症状，如近期发热、寒战或不明原因的体重减轻 • 近期发生的细菌感染 • 严重和 / 或持续的肩部疾病

引自：Mitchell 等（2005）；Mutsaers 和 van Dolder（2008）；Dutton（2012）；Magee（2014）

特殊检查

表 13.5 用于评估肩和胸廓严重病变的特殊检查

试验	操作过程	阳性体征	解释
HawKins 撞击测试	检查者将患者手臂向前屈曲，屈肘90°。随后向患者手臂施加压力，使肩关节内旋	• 内旋时出现疼痛	• 提示肩峰下撞击或肩袖腱鞘炎
垂臂试验	检查者使患者手臂被动外展至160°，随后指导患者缓慢地将手臂垂于身体两侧	• 无法正常控制手臂动作	• 冈上肌或肩袖撕裂
恐惧试验	患者取仰卧位或坐位。检查者在患者手臂肱骨外旋时施加向前的压力	• 出现恐惧感或抵抗感	• 盂肱关节不稳定
空罐试验	检查者将患者手臂外展至90°，然后向前屈曲30°。当患者拇指向下转动时，检查者施加压力。患者主动对抗向下的压力	• 与对侧比较，出现疼痛感或虚弱感	• 冈上肌腱或肌肉撕裂
前—后肋加压试验	对于这一操作，患者可以取坐位或站位。检查者立于患者身边，并将双手分别置于患者胸廓前后。检查者用两只手一同前后向压迫胸廓，然后释放压力	• 肋骨体在腋中线处突出 • 压迫胸廓时出现疼痛或压痛点 • 吸气和呼气均出现呼吸活动受限	• 疑似肋骨骨折、挫伤或分离

（续表）

试验	操作过程	阳性体征	解释
胸部扩张试验	患者取坐位或站位，检查者将其拇指置于患者第10肋上。检查者的手指与胸廓侧面平行，手轻置于患者两侧腋窝处，抓住患者的下胸廓。检查者将自己的手向中间滑动，使两拇指间松弛的皮肤褶皱与皮下组织分离。嘱患者吸气、深呼气。随后检查者站在患者前面，将其拇指放于两侧肋缘，双手沿胸廓外侧放置。检查者随后向中间滑动自己的双手，使两拇指间松弛的皮肤褶皱与皮肤下的组织分离。嘱患者深呼吸，术者注意前后侧拇指间的距离并感受半侧胸廓运动的对称性	· 异常侧胸廓扩张较小，或滞后于正常侧	· 双侧胸部扩张幅度缩小，通常提示慢性阻塞性肺疾病（COPD）或哮喘
胸廓呼吸试验	第1~10肋：患者仰卧，检查者触诊肋骨上方，特别是在肋间隙。嘱患者充分吸气和呼气。检查者评估上肋骨和下肋骨的呼吸偏移 第11和12肋：患者俯卧，检查者将手对称地放在第11和第12肋的后方。再次要求患者充分吸气和呼气。检查者触诊11、12肋的运动并评估呼吸偏移	· 吸气或吸气期间，一组肋骨先停止移动	· 肋骨功能障碍

引自：Magee（2014）；Burbank 等（2008）；Woodward 和 Best（2000）；Bickley 和 Szilagyi（2012）；Bookhout（1996）；Tuteur（1990）

参考文献

Bickley, L. and Szilagyi, P.G. (2012). Bates' Guide to Physical Examination and History-Taking. Philadelphia, PA: Lippincott Williams & Wilkins.

Bigliani, L.U., Kelkar, R., Flatow, E.L., Pollock, R.G. and Mow, V.C. (1996). Glenohumeral Stability: Biomechanical properties of passive and active stabilizers. Clinical Orthopaedics and Related Research, 330, 13-30.

Bontrager, K.L. and Lampignano, J. (2013). Textbook of Radiographic Positioning and Related Anatomy. St Louis, MO: Elsevier Health Sciences.

Bookhout, R.M. (1996). Evaluation of the thoracic spine and rib cage. In T.W. Flynn (Ed.), The Thoracic Spine and Rib Cage. Oxford: Butterworth-Heinemann Medical.

Burbank, K.M., Stevenson, J.H., Czarnecki, G.R. and Dorfman, J. (2008). Chronic shoulder pain: Part I. Evaluation and diagnosis. American Family Physician, 77(4), 453-460.

Crooper, R.J. (1996). Regional anatomy and biomechanics. In T.W. Flynn (Ed.), The Thoracic Spine and Rib Cage. Butterworth-Heinemann Medical.

Dala-Ali, B., Penna, M., McConnell, J., Vanhegan, I. and Cobiella, C. (2012). Management of acute anterior shoulder dislocation. British Journal of Sports Medicine, 48(16), 1209-1215.

Duprey, S., Subit, D., Guillemot, H. and Kent, R.W. (2010). Biomechanical properties of the costovertebral joint. Medical Engineering and Physics, 32(2), 222-227.

Dutton, M. (2012). Dutton's Orthopaedic Examination Evaluation and Intervention. New York, NY: McGraw-Hill Professional.

Ekholm, R., Adami, J., Tidermark, J., Hansson, K., TOrnkvist, H. and Ponzer, S. (2006).Fractures of the shaft of the humerus an epidemiological study of 401 fractures. Journalof Bone and Joint Surgery, 88(11), 1469-1473.

Ernst, E. (2007). Adverse effects of spinal manipulation: A systematic review. Journal of the Royal Society of Medicine, 100(7), 330-338.

Halder, A.M., Itoi, E. and An, K.N. (2000). Anatomy and biomechanics of the shoulder. Orthopedic Clinics of North America, 31(2), 159-176.

Jeray, K.J. (2007). Acute midshaft clavicular fracture. Journal of the American Academy of Orthopaedic Surgeons, 15(4), 239-248.

Khan, L.K., Bradnock, T.J., Scott, C. and Robinson, C.M, (2009). Fractures of the clavicle. The Journal of Bone and Joint Surgery, 91(2), 447-460.

Kroner, K., Lind, T. and Jensen, J. (1989). The epidemiology of shoulder dislocations.Archives of Orthopaedic and Trauma Surgery, 108(5), 288-290.

Lason, G. and Peeters, L. (2014). The shoulder (Vol. 2). The Shoulder, the Elbow, the Wrist and the Hand. The International Academy of Osteopathy.

Liman, S.T., Kuzucu, A., Tastepe, A.I., Ulasan, G.N. and Topcu, S. (2003). Chest injury due to blunt trauma. European Journal of Cardio-Thoracic Surgery, 23(3), 374-378.

Lynch, T.S., Saltzman, M.D., Ghodasra, J.H., Bilimoria, K.Y., Bowen, M.K. and Nuber, G.W. (2013). Acromioclavicular joint injuries in the National Football League: Epidemiology and management. American Journal of Sports Medicine, 41(12), 2904-2908.

Mader, S.S. (2004). Understanding Human Anatomy and Physiology. McGraw-Hill Science.

Magee, D.J. (2014). Orthopedic Physical Assessment. Elsevier Health Sciences.

Melendez, L.S. and Doty, I.C. (2015). Rib fractures. eMedicine. Available at http: //emedicine. medscape.com/article/825981-overview#showall (accessed 30 July 2016).

Mitchell, C., Adebajo, A., Hay, E. and Carr, A. (2005). Shoulder pain: Diagnosis and management in primary care. British Medical Journal, 331(7525), 1124-1128.

Moses, S. (2007). Shoulder range of motion. Family Practice Notebook. Available at www. fpnotebook.com/ortho/exam/shldrrngofmtn.htm (accessed 30 July 2016).

Mutsaers, B. and van Dolder, R. (2008). 'Red Flags' of the Neck and Shoulder Area: A Review of the Literature. Available at http: //vanpend.nl/Publicatie20_DTO_PDF.pdf (accessed 30 July 2016).

Ombregt, L. (2003). The thoracic spine: Disorders of the thoracic cage and abdomen. In L. Ombregt, P. Bisschop and H.J. ter Veer (Eds), A System of Orthopaedic Medicine, 2nd edition. Churchill Livingstone.

Palastanga, N. and Soames, R. (2011). Anatomy and Human Movement, 6th edition. Elsevier Health Sciences.

Quillen, D.M., Wuchner, M. and Hatch, R.L. (2004). Acute shoulder injuries. American Family Physician, 70(10), 1947-1954.

Rivett, D.A., Thomas, L. and Bolton, B. (2005). Premanipulative testing: Where do we go from here New Zealand Journal of Physiotherapy, 33(3), 78-84.

Rockwood Jr, C.A., Matsen III, F.A., Wirth, M.A. and Lippitt, S.B. (2009). The Shoulder. Elsevier Health Sciences.

Sofu, H., Gürsu, S., Ko c, kara, N., O ner, A., Iss 1 n, A. and c, ammurcu, Y. (2014). Recurrent anterior shoulder instability: Review of the literature and current concepts. WorldJournal of Clinical Cases, 2(11), 676.

Terry, G.C. and Chopp, T.M. (2000). Functional anatomy of the shoulder. Journal of Athletic Training, 35(3), 248-255.

Tuteur, P.G. (1990). Chest examination. In H.K. Walker, W.D. Hall and J.W. Hurst (Eds), Clinical Methods: The History, Physical, and Laboratory Examinations. Butterworths.Available at www.ncbi.nlm.nih.gov/books/NBK368 (accessed 30 July 2016).

Van Tongel, A., MacDonald, P., Leiter, J., Pouliart, N. and Peeler, J. (2012). A cadaveric study of the structural anatomy of the sternoclavicular joint. Clinical Anatomy, 25(7), 903-910.

White, T.D. and Folkens, P.A. (2005). The Human Bone Manual. Academic Press.

William, E., Glynn, E.P. and Cleland, J.A. (2015). Thoracic spine manipulation. In: Manual therapy for musculoskeletal pain syndromes: An Evidence- and Clinical-Informed Approach. Churchill Livingstone.

Woodward, T.W. and Best, T.M. (2000). The painful shoulder: Part I. Clinical evaluation. American Family Physician, 61(10), 3079-3089.

World Health Organization (2005). WHO Guidelines on Basic Training and Safety in Chiropractic. Geneva: World Health Organization.

Yoganandan, N. and Pintar, F.A. (1998). Biomechanics of human thoracic ribs. Journal of Biomechanical Engineering, 120(1), 100-104.

Zlowodzki, M., Zelle, B.A., Cole, P.A., Jeray, K. and McKee, M.D. (2005). Treatment of acute midshaft clavicle fractures: Systematic review of 2144 fractures: on behalf of the Evidence-Based Orthopaedic Trauma Working Group. Journal of Orthopaedic Trauma, 19(7), 504-507.

肩和胸廓手法操作技术

俯卧位对侧肋骨的手法操作技术

• 该技术适用于第 2~5 肋。

  患者体位：俯卧。

  术者体位：弓步立于床侧，面向患者。

准备动作

• 定位目标节段的肋骨角或肋横突关节。
• 术者将操作手的豌豆骨处置于目标节段，带动手下皮肤、肌肉和筋膜来绷紧局部组织。
• 术者用辅助手压住操作手，肘部固定。

手法操作

• 嘱患者深吸气然后呼气，术者随着患者肋骨下沉而缓慢下压。

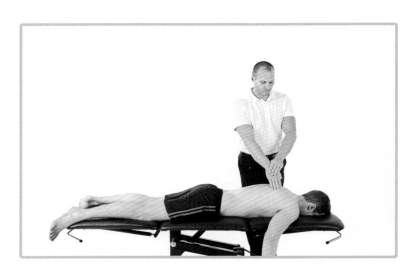

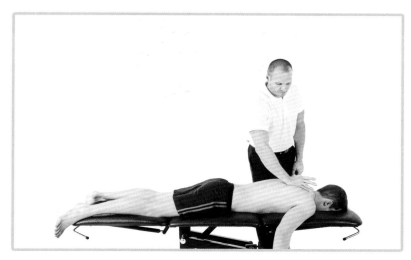

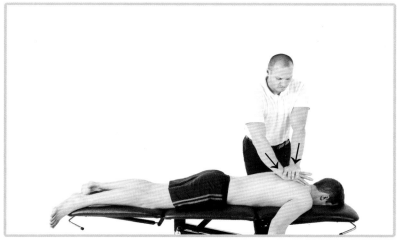

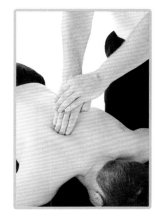

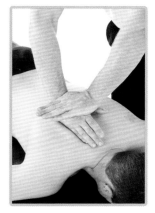

- 在呼气末，术者借助腿部力量向治疗床的方向行后前向的手法操作。

操作要点

- 患者的上肢垂于治疗床边，便于对肋骨进行定位。
- 调整患者呼吸使其放松，对于动作定位和保持术者操作手的动作来说至关重要。
- 固定手臂，借助重心下沉产生一个有效的推动力。
- 术者在完成手法操作前不要改变力的作用方向；它应该是呼气时产生的张力的延续，是一个从后向前的持续压力。
- 在负重或拉伸的状态下不要使用过大的压力，防止引起疼痛和反射性肌肉痉挛。

俯卧位肋骨手法操作

- 该手法操作技术适用于第 3~10 肋。

    患者体位：俯卧。

    术者体位：弓步立于床侧，面向患者，将与辅助手同侧的腿置于前方（图中为右臂和右腿）。

准备动作

旋术者辅助手置于患者髂前上棘处并固定，操作手置于所选定的肋骨角上。

手法操作

- 嘱患者深吸气，然后呼气。
- 在患者呼气过程中，将患者的髂前上棘向上拉向术者，借以旋转患者的躯干；并向肋骨角施加一个向下的压力，直到产生运动终末感。
- 操作手向治疗床方向推动的同时，辅助手从前向后推动完成手法操作。

操作要点

- 术者的前腿应抵于治疗床上，发挥杠杆作用。

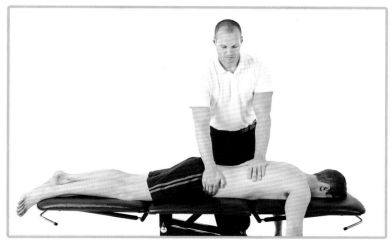

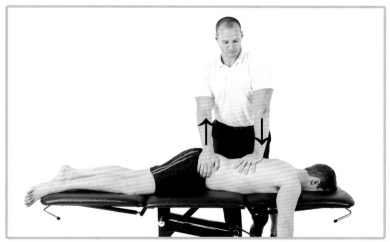

- 在施加该项操作技术时应保持耐心，因为全部操作都需要配合患者的呼吸节律来完成。

- 在该操作技术中，术者需借助身体的力量。身体向优势腿的方向旋转，接触肋骨的手臂伸直。

- 术者前腿成弓步，在患者肋骨处施加一个从后向前的力。

- 目标肋骨越靠上，就越需要术者用辅助手推动髂前上棘以放松局部肌肉、关节和筋膜。

仰卧位对侧肋骨手法操作

- 该手法操作技术适用于第 2~10 肋。

    患者体位：仰卧，双臂呈 V 字交叉于胸前。

    术者体位：弓步立于床侧，面向患者头部方向，外侧腿在前。

准备动作

- 将患者向术者方向滚动，显露对侧肋骨角。
- 对目标肋骨进行定位，术者将操作手手掌或握拳置于目标位置。

手法操作

- 先不要将患者滚动回原位，嘱患者吸气。
- 呼吸中段，在术者辅助手的帮助下使患者滚动回原位，操作手手背应与操作台相接触。
- 术者用辅助手将患者肘部移至操作手与目标肋骨接触部位的上方。
- 当术者操作手下的压力增大时，提示将要到达运动终末；随后利用腿部力量，重心下沉完成手法操作。

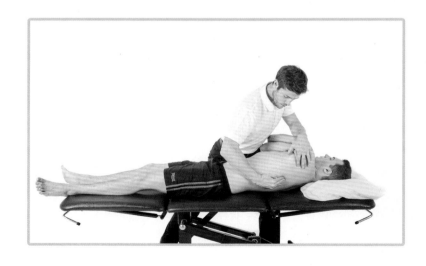

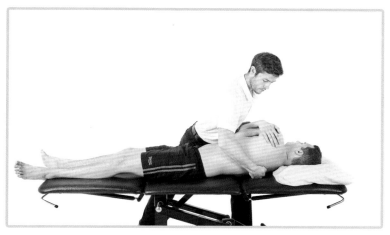

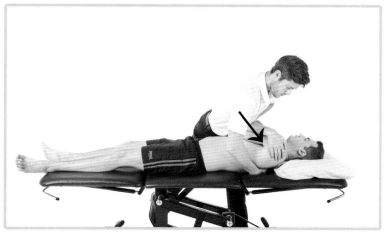

操作要点

- 患者交叉手臂使肩胛骨张开，便于施术者对肋骨角进行定位。
- 调整患者呼吸使其放松，是活动定位和手法操作的关键。
- 施术者需借助身体或手的接触将患者肘部位置锁定，以确保作用力传递到患者的肋角上。
- 不要过早地滚动到接触点，过大的压力会导致反射性肌痉挛和疼痛，影响在该区域进行手法操作的有效性。
- 术者保持背部挺直，依靠臀部发力移动自己的身体和患者的躯体。

肋骨滚动手法操作——同侧按压

- 该手法操作技术适用于第 2~10 肋。

    患者体位：坐位。

    术者体位：弓步立于治疗床一侧。

准备动作

- 施术者指导患者将对侧膝关节抬至放松的屈曲位。
- 嘱患者抬起同侧手臂置于颈后，肘部朝向正前方。对侧手托于患侧手臂下方，手掌扣压于腋窝处。
- 施术者将操作手伸向患者患侧肩，置于需要支撑的肋骨角上。操作手鱼际处接触患者，手指指向正下方。
- 辅助手覆盖在患者置于腋窝处的手上。
- 用辅助手的内侧面将患者抬起的手肘拉近自己身体，使得术者能够控制患者的上半身并形成张力。

手法操作

- 嘱患者低头、放松。
- 指导患者吸气、呼气。
- 当患者呼气时，术者滚动患者身体至操作手上，术者与患者身体保持接触。
- 术者抬起患者手肘，使患者肘和肩关节达到运动终末，在与操作手接触的肋骨处形成张力。
- 朝向治疗床施以前后方向的力完成手法操作。

操作要点

- 抬起患者手臂，使肩胛骨远离胸廓，从而便于完成对肋骨的定位。
- 抬起接触侧手臂，使术者前臂远离患者肩胛骨并限制肋骨的运动。
- 患者的呼吸节律和皮肤的放松程度，对于活动的定位和保持操作手位置至关重要。
- 术者身体与患者肩臂部固定，确保作用力能够正确传导并能对张力点进行定位。

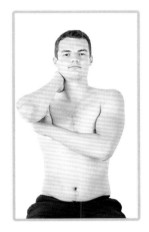
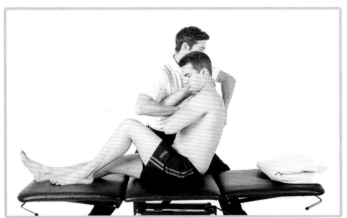
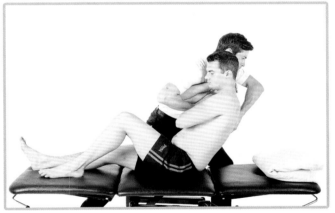
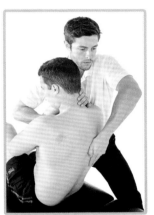
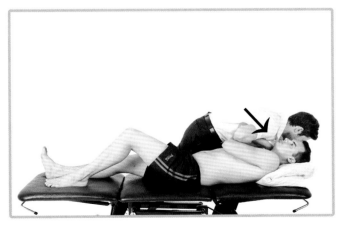

- 在完成推压动作前不要撤力，这个力量应该是呼气时产生张力的延续，是从前向后、从下向上的压力。
- 不要在负重或拉伸阶段使用过大的力，否则将引起疼痛和反射性肌痉挛。
- 抬起患者腿部，可以减轻腰背痛的症状。

替代手法

- 该手法操作技术可以在患者仰卧时完成，术者操作手的桡侧沿肩胛骨内侧缘进行反向转动。其余操作与上述操作相同。

坐位肋骨旋转手法治疗技术

- 该技术适用于第 3~10 肋。

   患者体位：坐位，双臂交叉抱于胸前。

   术者体位：弓步立于患者身后。

准备动作

- 施术者从背后环抱患者并握住患者下方的手肘。
- 转动身体，将肩膀抵于患者身上。
- 操作手定位在需要操作的肋骨角上，用豌豆骨一侧的接触面推紧皮肤。
- 辅助手肘部下沉，使前臂形成一条自下而上的力线。

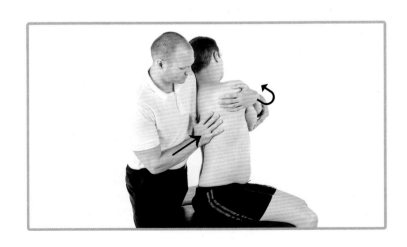

手法操作

- 嘱患者吸气、呼气。
- 将患者身体向远离术者方向旋转，直到关节运动终末。
- 到达运动终末时，在肋角施加斜向手法操作，同时向受累节段的对侧旋转患者。

操作要点

- 患者双臂交叉，移开上方的肩胛骨，以便于对肋角进行定位。
- 患者的呼吸节律和皮肤的松弛程度，对于活动的定位和保持操作手动作来说至关重要。
- 施术者的身体和手与患者肘部的接触固定，以确保作用力传递到患者的肋角。
- 使患者在治疗床上向后仰，这样更方便术者发力。
- 用施术者的腿和身体而不是手臂的力量来施加推力，这样能够产生更大的力，同时能够对施术者的身体起到一定的保护作用。
- 当患者腰椎功能存在障碍时不宜使用这一手法操作，因为旋转可能会使症状加重。

坐位第一肋手法操作技术

- 该操作技术适用于第一肋骨。

　　患者体位：坐位。

　　术者体位：立于患者身后，单腿站立，另一只脚抬起踩在治疗床上。

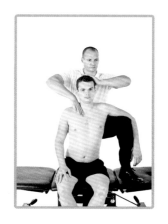

准备动作

- 将患者的手臂抬起，放于施术者的大腿上。
- 辅助手抵于患者的对侧颞区。
- 操作手对患者的第一肋进行定位，将拇指和示指置于第一肋骨上。
- 将患者向术者抬起的腿的方向拉动，使患者侧向移动。

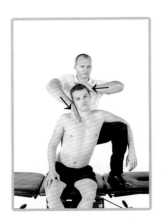

- 当感到软组织的抵抗感时，术者用操作手施加一自上向下的压力，达到运动终末。
- 辅助手施加一个方向相反的力，使头颈部侧屈直至关节运动终末。

手法操作

- 嘱患者深吸气，然后呼气。
- 同时进行自上向下和自外向内的手法操作，施术者操作手朝向腋窝，辅助手从外向内侧施力。

操作要点

- 对锁骨的正后面进行触诊，以便于定位患者的第一肋。
- 患者的呼吸节律和皮肤的松弛程度，对于活动的定位和保持操作手姿势来说至关重要。
- 患者在治疗床上尽量向后坐，尽可能靠近施术者。
- 手臂接触患者前需要首先征得患者的同意。

同侧俯卧位第一肋操作技术

患者体位：俯卧。

术者体位：弓步立于床侧。

准备动作

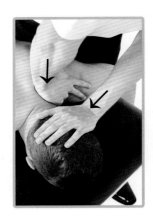

- 将操作手（右）豌豆骨侧置于患者第一肋处，完成触诊。施术者伸直锁定操作手（右）肘部并内旋肩关节。
- 施术者辅助手抵于患者颞骨。

手法操作

- 嘱患者吸气、呼气。

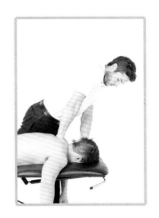

- 在呼气时，操作手施加一个自后向前的力，以产生关节运动终末感，同时用辅助手旋转患者头部。
- 辅助手前臂应与治疗台保持平行。
- 产生运动终末感后，施术者操作手从后向前推动，完成第一肋的手法操作，同时用辅助手旋转颈椎。

操作要点

- 术者左臂平行于治疗床面，不要抬肘过高，否则有可能会把患者的脸推入治疗床的呼吸洞里。
- 术者需待患者结束呼气运动后方可施加手法操作。
- 当术者对第一肋进行手法操作时，须牢记使用的是腿部力量而不是手臂力量。

盂肱关节手法操作

患者体位：坐位。
术者体位：弓步立于患者身后。

准备动作

- 嘱患者屈肘将手掌面（进行操作的一侧）贴于颈后。
- 用毛巾帮助术者与患者维持稳定接触，但不要限制肩胛骨的运动。
- 术者双手交锁，扣住患者肘部尺骨鹰嘴处。

手法操作

- 嘱患者吸气、呼气。
- 在呼气终末，达到关节运动终末。
- 手法操作方向为前向后，术者也可调整手法操作的角度，以适应患者的需要。

操作要点

- 在进行手法操作前，确保患者头部位于中立位，头部不可下垂。

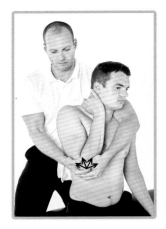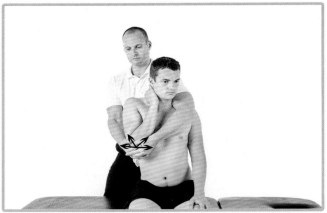

- 除必要的治疗手法外，术者切勿对患者颈部施加其他压迫。
- 该操作技术也可以用于肩锁关节，用毛巾协助限制肩胛骨的运动，将有助于对关节处进行操作。
- 如出现任何与肩部稳定性或肘部病变相关的禁忌证，切勿实施该手法操作。
- 对于冻结肩患者，该手法操作技术可以帮助其提高关节活动度。

肩肱关节手法操作

患者体位：坐位。

术者体位：坐或以弓步立于患者身旁，面向即将进行手法操作的一侧。

准备动作

- 患者外展手臂，术者用肩膀支撑于患者肘窝处。
- 术者双手交叉，横向跨越肱骨近端的前表面，双手掌从内外两侧环绕肱骨头。

手法操作

- 嘱患者吸气、呼气。
- 为到达关节运动终末，术者双手轻微内扣，握紧肱骨并施加向下的手法操作。

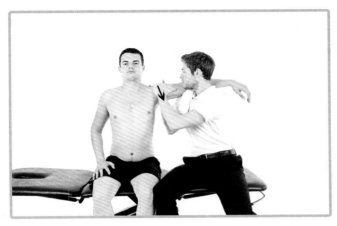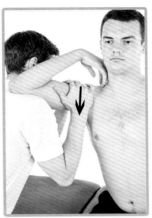

操作要点

• 术者在使用该技术时不需要用力。

• 对肩关节稳定性不足的患者进行操作时，务必谨慎。

• 如果必要，该技术也可在患者肘部屈曲时进行。

• 术者可以在自己的肩部或锁骨上放置一条毛巾，以免患者手臂产生不适感。

• 术者交叉的双手应沿肩锁关节线覆盖于近端肱骨头处，而不是覆盖在肩锁关节处。

坐位肩锁关节手法操作

　　患者体位：坐位。

　　术者体位：立于患者身后。

准备动作

• 在患者胸椎棘突上放置一条毛巾，以确保术者接触稳定。

• 操作手放于患者肩锁关节前面，手掌面贴在盂肱关节前方，第二掌骨置于锁骨中段前方。

• 术者另一手前臂绕过患者的躯干上部，助力操作手的动作。

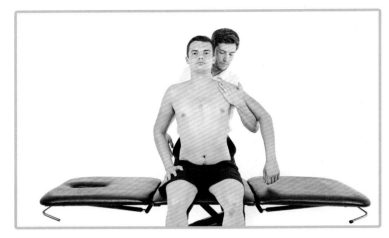

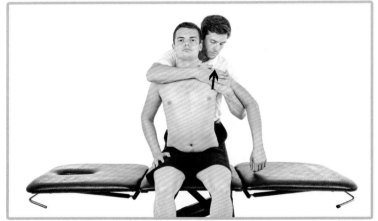

手法操作

- 嘱患者吸气、呼气。
- 呼气末端，通过向后上方推动肩锁关节并向后施加压力来达到运动终末。

操作要点

- 对于肩锁关节韧带修复术后或肩锁关节置换术后的患者，不要进行该手法操作。
- 有锁骨骨折病史的患者慎用。

胸锁关节手法操作

  患者体位：仰卧。

  术者体位：弓步立于即将进行手法操作的胸锁关节一侧，面向患者。

准备动作

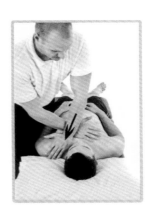

- 术者将操作手豌豆骨侧固定于锁骨内侧端，辅助手置于患者胸骨上。

手法操作

- 嘱患者吸气、呼气。
- 在呼气终末，通过向锁骨和胸骨施加侧向压力来到达关节运动终末。
- 产生运动终末感，完成手法操作。

操作要点

- 术者抵于患者胸骨的手不要越过颈静脉切迹，手指远离患者的喉咙。
- 到达关节运动终末后要尽快施加手法操作。
- 仅（将手）固定在锁骨的前表面，不要压迫胸锁乳突肌和斜角肌的远端附着点。

第十四章

肘、腕和手

概述

在过去的一个世纪，越来越多治疗师选用手法操作治疗上肢病变。目前，手法操作被用于许多上肢疾患的辅助治疗，包括肱骨外上髁炎、高尔夫球肘、外伤后肘部僵硬、腕管综合征、肘管综合征等（Lason 和 Peeters，2014）。手法治疗的从业者认为，手法操作是一种可用于治疗上肢疾患的相对安全、有效的治疗手段，可用于治疗多种肌肉骨骼疾患（Paterson 和 Burn，2012）。

究竟采用何种手法治疗技术进行操作，取决于患者上肢关节和（或）病变情况。术者的治疗目标是通过患者能耐受的手法操作以取得最好的疗效，初衷是减轻炎症，缓解痉挛，纠正骨骼错位，减轻负荷，促进伤口愈合以及增加上肢肌力、耐力和灵活性（Saunders 等，2015）。通常会使用两种手法操作技术来矫正上肢的异常，即高速低幅的推力（HVLAT）和松动术。

尽管许多徒手治疗的倡导者积极发声，但目前仍然缺乏关于上肢手法操作的高质量研究和证据（Bronfort 等，2010）。鉴于有关该疗法的证据有限，上肢手法操作的益处和风险目前尚未明确（Brantingham 等，2013；McHardy 等，2008）。因此，在开始进行手法操作前，治疗师必须确保患者不存在绝对禁忌证或严重病变的危险指征。充足的知识储备、熟练的操作技术、丰富的临床经验和合理的临床推理，在预防手法操作后不良事件中起着重要作用，因而对手法操作者进行适当的培训和教育至关重要（WHO，2005；Ernst，2007；Brantingham 等，2013）。

本章旨在帮助术者诊断患者上肢的严重病变，将特别关注肘部、腕部和手部。此外，本章还将阐述这些结构中的各种关节及其运动范围、常见损伤及手法操作的危险指征。

关节

上肢是指从三角肌到手的区域，包括从肩部到手部的所有结构。肘部作为肩部和手部之间的机械连接，其主要功能包括：负责手的运动，对前臂起到枢纽或支持作用，并使手和腕部能够完成精细运动（Alcid、Ahmad 和 Lee，2004）。

相对而言，手部和腕部是由骨骼、肌肉、肌腱、韧带和皮肤等静态和动态结构组合而成的复杂系统，共同完成各种复杂的任务，包括搬运物体、提供对抗的抓握力、连接并传达信息等多种日常生活功能（Doyle，2003）。

表 14.1 肘、腕和手的关节

关节名称	描述	功能
肘关节	· 高度协调且十分稳定的关节 · 由三块骨（肱骨、尺骨和桡骨）组成的复杂铰链关节 · 涉及 3 个独立的关节：肱尺关节、肱桡关节和近端尺桡关节 · 有纤维囊包裹整个关节复合体	· 提高手臂的活动性，使手部能够完成靠近和远离身体的一系列运动 · 允许上臂完成屈曲和伸展，以及前臂和手腕的旋后和旋前运动
肱尺关节	· 滑膜铰链关节，是构成肘关节的三个主要关节之一 · 由 2 块骨构成：肱骨和尺骨 · 主要由尺骨滑车切迹和肱骨滑车组成 · 包括肱骨与尺骨之间的关节连接	· 允许肘关节进行屈曲和伸展运动
肱桡关节	· 球窝关节，是构成肘关节的 3 个关节之一 · 主要由桡骨头上表面和肱骨髁小头组成 · 包括肱骨与桡骨之间的关节	· 伴随桡骨头在肱骨小头上的旋转，使肘关节做屈伸运动
上尺桡关节	· 被包裹在肘关节滑膜组织内的枢轴型滑膜关节 · 主要由桡骨头和尺骨桡切迹组成	· 允许肘关节旋前和旋后
桡腕关节	· 位于前臂和手之间的主要滑膜关节 · 连接桡骨远端和舟状骨、月骨及三角骨	· 有助于维持腕关节的稳定性 · 允许手腕沿着两个运动轴进行运动 · 支持腕关节的屈曲、伸展、内收和外展运动

（续表）

关节名称	描述	功能
腕间关节	• 滑膜关节，主要涉及腕关节各腕骨之间的关节连接 • 可再分为3组关节：近侧列关节、远侧列关节和位于上述两列之间的关节	• 有助于整体提高腕关节活动范围
腕横关节	• S形滑膜关节，位于近端和远端的两排腕骨之间 • 包含一个非常宽且不规则的关节腔	• 为腕关节在屈曲和伸展初始相提供活动度
腕掌关节	• 在腕骨远端和掌骨近端之间形成的滑膜关节 • 由强健的韧带支撑，包括腕掌韧带和豆掌韧带	• 参与构成掌弓
掌骨间关节	• 形成于多个掌骨间的水平滑膜关节 • 形成于第二、三、四、五掌骨的基底部 • 一组韧带对其起加强作用，包括背侧韧带、掌侧韧带和掌骨间韧带	• 允许进行屈曲、伸展和辅助旋转的运动
掌指关节	• 连接掌骨远端与指骨近端的髁状关节 • 由多条韧带支撑，包括强健的掌侧韧带、侧副韧带	• 允许手指在不同方向上运动（如屈曲/伸展/外展/内收和环转）
指间关节	• 位于指骨之间的铰链关节 • 连接指骨头与远节指骨基底部 • 可分为两组关节：近端指间关节和远端指间关节	• 能够进行屈曲和伸展运动

引自：Alcid 等（2004）；Kuxhaus（2008）；Fornalski、Gupta 和 Lee（2003）；McCann 和 Wise（2011）；Standring（2008）；Doyle（2003）

关节活动度

肘关节是3块骨之间的复杂铰链关节，包括三个独立的关节：肱尺关节、肱桡关节和桡尺关节。这三个关节共同组成了一个复杂的关节复合体，通过各部分之间的协同运动，允许上臂进行屈曲和伸展运动，同时允许前臂和手腕进行旋前和旋后动作（Villaseor-Ovies 等，2012）。

表 14.2　肘关节的正常活动度

活动类型	活动范围
屈曲	140°~150°
伸展	0°
旋前	76°~84°
旋后	80°

来源：Norkin 和 White（2009）

表 14.3　日常生活活动中肘关节活动度

活动类型	活动范围
屈曲	75°~120°
伸展	0°
旋前	50°
旋后	50°

引自：Vasen 等（1995）；Morrey、Askew 和 Chao（1981）

与肘关节相比较，手部和腕部的关节活动度极大，能够协助日常生活中各项生活活动的进行。

表 14.4　腕关节的正常活动度

活动类型	活动范围
屈曲	60°~80°
伸展	60°~75°
桡偏	20°~25°
尺偏	30°~39°

引自：Norkin 和 White（2009）

表 14.5　腕关节的平均活动度

运动单元	活动范围	出处
日常生活活动中的功能活动度	・屈曲 45° ・伸展 50° ・桡偏 15° ・尺偏 40°	Brigstocke 等（2013）
日常生活活动中的平均活动度	・屈曲 50° ・伸展 51° ・桡偏 12° ・尺偏 40°	Nelson 等（1994）

表 14.6　手指关节的正常活动度

关节名称	活动类型	平均值
掌指关节	屈曲	90°~100°
	伸展	20°~45°
近端指间关节	屈曲	90°~120°
	伸展	0°
远端指间关节	屈曲	70°~90°
	伸展	0°
掌指关节（拇指）	屈曲	50°~60°
	伸展	14°~23°
指间关节（拇指）	屈曲	67°~80°
腕掌关节（拇指）	屈曲	15°~45°
	伸展	0°~20°
	外展	50°~70°

引自：Norkin 和 White（2009）；Floyd 和 Thompson（2004）

常见损伤

　　肘部、腕部和手部的损伤通常主要由跌倒、车祸、暴力活动、运动事故或穿透性创伤等引起，可导致严重的残疾和日常生活能力障碍。此类损伤普遍存在于所有群体中，包括男性和女性、年轻人和老年人群，以及众多运动参与者。

肘部损伤在各年龄段、各层次运动员中都很常见，特别是经常做举臂过头动作（如投掷和球拍运动）的人（Whiteside、Andrews 和 Fleisig，1999）。腕部和手部是身体中最容易受伤的部分。手指伤在所有损伤中占比 38.4%，手腕伤在上肢损伤中占比 15.2%（Ootes、Lambers 和 Ring，2012）。

表 14.7 肘、腕和手的常见损伤

常见损伤	特征
桡骨头脱位或"牵拉肘"（桡骨头半脱位）	·常见于严重创伤 ·桡骨头从环状韧带中脱出 ·导致桡骨头与肱骨和尺骨从正常关节位置发生移位 ·儿童的桡骨头半脱位比脱位更常见 ·最常见于遭受高强度损伤的成年男性 ·发病率高峰在幼儿期（5 岁以下），女孩发病率更高
肱骨外上髁炎	·肱骨外上髁疼痛和触痛 ·涉及伸肌腱的急慢性炎症和纤维微撕裂 ·由腕部伸肌的过度使用导致，如腕关节桡侧腕短伸肌 ·在经常做举臂过头动作的运动员中，发病率高于 50% ·年发病率：每 1 000 人 4~7 例 ·发病高峰：40~50 岁
尺骨鹰嘴滑囊炎	·尺骨鹰嘴处的炎症，发生于尺骨近端伸肌侧的正上方 ·以尺骨鹰嘴附近的疼痛、肿胀和红肿为主要特征 ·通常由长期压力、肘关节单一损伤、轻微但反复发作的小损伤、感染、创伤或其他加重炎症的情况导致 ·高发人群为较为年长者
腕骨骨折（舟状骨）	·常见的腕部骨折 ·可能涉及直接轴向压缩力或腕部过伸动作 ·男性比女性更为常见 ·最常见于年轻男性（15~29 岁），通常因手处于伸展位时发生跌倒、运动损伤或车祸导致 ·临床表现包括腕关节运动疼痛、腕关节周围肿胀、腕关节和拇指基底部触痛
槌状指	·发生于手指伸肌腱的损伤 ·由远端指间关节的伸肌末端断裂导致 ·通常由于物体撞击手指使得处于伸展位的远端指节被迫屈曲所致 ·临床表现包括指甲正后方压痛、受伤的手指末端疼痛并肿胀、手指末端无法伸直

（续表）

常见损伤	特征
De Quervain 综合征	· 累及拇长展肌和拇短伸肌的腱鞘炎 · 通常由于腕部、拇指或肌腱遭受直接打击、反复抓握、过度使用手腕和某些特定的炎症发展而来 · 最常见于中年人 · 对女性的影响比男性高 8~10 倍 · 临床表现包括抓握困难、手腕做某些特定动作时出现疼痛、压痛以及拇指基底部的疼痛
腕管综合征	· 正中神经在穿过腕横韧带聚集区下的通道时受压迫 · 通常由手部和手腕有力或反复的运动发展而来，这些动作又将反过来刺激或压迫腕部的正中神经 · 通常见于中年（30~60 岁）的肥胖女性 · 老年女性的发病率几乎是男性的 4 倍 · 可能与黏液性水肿、肢端肥大、妊娠、肥胖、类风湿性关节炎、原发性淀粉样变、痛风和手部重复做功有关 · 症状包括手或手指麻木、刺痛、疼痛和无力

引自：Ovesen 等（1990）；Tosun 等（2008）；Smidt 和 van der Windt（2006）；Johnson 等（2007）；Brinker 和 Miller（1999）；Leslie 和 Dickson（1981）；Anderson（2011）；McRae（2010）；Atroshi 等（1999）；Silverstein、Fine 和 Armstrong（1987）

危险指征（red flags）

危险指征可用来协助医师对慢性疼痛患者的严重病变进行辨别和诊断。如果发现患者有危险指征中的表现，治疗师则应在手法操作和功能训练中尽可能地小心并首先进行合理的临床推理，以降低患者手法治疗后出现不良反应的风险。

表 14.8　提示肘、腕和手严重病变的危险指征

情况	症状和体征
骨筋膜室综合征	· 有创伤史或手术史 · 持续性前臂疼痛和紧张 · 疼痛随着受累肌肉的伸展运动而加剧 · 受累筋膜室张力增加 · 刺痛、烧灼或麻木 · 感觉异常、麻痹和感觉缺失 · 症状不随体位和运动而改变

（续表）

情况	症状和体征
桡骨头骨折	· 有手臂处于伸展位时的跌倒史 · 桡骨头压痛 · 上肢运动预备姿势过高 · 肘关节积液 · 主动活动范围受限或旋前、旋后时出现疼痛症状
缺血性坏死	· 上肢疼痛或僵硬 · 疼痛逐渐发作 · 有酗酒史 · 长期口服类固醇激素 · 有化疗史或放疗史（较少见）
月骨骨折	· 腕部广泛性疼痛 · 既往有手部背屈损伤或手位于伸展位时的跌倒史 · 抓握物体或移动腕部时剧烈疼痛 · 握力下降
舟状骨骨折	· 有手位于伸展位时的跌倒史 · 拇指基底部疼痛，有或无肿胀和擦伤 · 抓握物体时剧烈疼痛 · 移动和扭转手腕或拇指时出现障碍 · 腕部周围运动能力下降
长屈肌腱断裂	· 手掌面损伤 · 指尖麻木 · 手指弯曲时疼痛 · 无法移动或弯曲手指的一个或多个关节，如远端指间关节或近端指间关节 · 屈肌强收缩
恶性肿瘤	· 形状不对称或不规则的损伤 · 不明原因的畸形、肿块或肿胀 · 骨骼慢性疼痛 · 不明原因的体重减轻 · 极度疲倦（疲劳） · 反复感染 · 持续或间歇性的顽固性低热
感染	· 发热、寒战、不适、无力 · 近期有细菌感染，如尿路感染或皮肤感染 · 近期有擦伤或穿刺性伤口 · 食欲不振

引自：Harvey（2001）；Jawed 等（2001）；Hunter、Mackin 和 Callahan（2002）；Reiman（2016）；Weinzweig 和 Gonzalez（2002）；Phillips、Reibach 和 Slomiany（2004）；Forman、Forman 和 Rose（2005）

特殊检查

表 14.9　用于肘、腕和手严重病变评估的特殊检查

试验	过程	阳性体征	解释
内翻应力试验	患者取坐位，肘关节屈曲 15°~20°。检查者保持手臂稳定，将一只手放在患者肘部，另一只手放在患者手腕上方。最后检查者向患者肘部施加一个内翻力	与未受累的一侧相比，外侧（桡侧）疼痛和 / 或松弛度增加	提示外侧副韧带损伤
外翻应力试验	患者取坐位，肘关节屈曲 15°~20°。检查者保持手臂平衡，将一只手放在患者肘部，另一只手置于患者手腕上方。最后检查者在患者肘部施加一个外翻的力	与受累的一侧相比较，内侧（尺侧）疼痛和 / 或松弛度增加	提示内侧副韧带损伤
网球肘试验	检查者一只手稳定患者受累肘部，并嘱患者握拳，前臂做旋前动作，手腕向桡侧偏移并伸展，对抗检查者施于患者拳头的阻力	肱骨外上髁突然、尖锐或剧烈的疼痛	提示肱骨外上髁炎
Tinel 征	患者取坐位，肘部微屈曲。检查者轻轻叩击患者手腕掌侧正中神经走行部位，以及前臂、手和手指的尺神经分布区	出现刺痛和感觉异常	提示尺神经损伤
Phalen 试验	检查者指导患者使腕部处于完全屈曲的姿势 1~2 分钟	正中神经分布区域感觉异常加重	提示腕管综合征
Murphy 征	检查者要求患者握拳，观察第三掌骨的位置	第三掌骨头与第二、第四掌骨头水平平齐	提示月骨脱位
指浅屈肌试验	检查者指导患者屈曲受累手指的近端指间关节，同时其他手指保持伸直	无法屈曲近端指间关节	提示指浅屈肌断裂
指深屈肌试验	检查者指示患者伸展受累手指的远端指间关节，同时其他手指保持伸直	无法屈曲远端指间关节	提示指深屈肌断裂
Allen 试验	检查者嘱患者握紧拳头并完全伸展开，反复数次。患者随后挤压拳头，将血液"泵离"手和手指部。检查者压迫桡动脉和尺动脉。患者手部放松，检查者每次松开一个血管，交替进行，观察手和手指的颜色	手部的桡侧或尺侧无法快速恢复血色	提示桡动脉或尺动脉闭塞

引自：Baxter（2003）；Cooper（2007）；McRae（2010）；Lynch（2004）；Saunders 等（2015）

参考文献

Alcid, J.G., Ahmad, C.S. and Lee, T.Q. (2004). Elbow anatomy and structural biomechanics. Clinics in Sports Medicine, 23(4), 503-517.

Anderson, D. (2011). Mallet finger: Management and patient compliance. Australian Family Physician, 40(1/2), 47.

Atroshi, I., Gummesson, C., Johnsson, R., Ornstein, E., Ranstam, J. and Rosén, I. (1999). Prevalence of carpal tunnel syndrome in a general population. Journal of the American Medical Association, 282(2), 153-158.

Baxter, R.E. (2003). Pocket Guide to Musculoskeletal Assessment. WB Saunders.

Brantingham, J.W., Cassa, T.K., Bonnefin, D., Pribicevic, M. et al. (2013). Manipulative and multimodal therapy for upper extremity and temporomandibular disorders: A systematic review. Journal of Manipulative and Physiological Therapeutics, 36(3), 143-201.

Brigstocke, G., Hearnden, A., Holt, C.A. and Whatling, G. (2013). The functional range of movement of the human wrist. Journal of Hand Surgery (European Volume), 38(5), 554-556.

Brinker, M.R. and Miller, M.D. (1999). Fundamentals of Orthopaedics. WB Saunders.

Bronfort, G., Haas, M., Evans, R., Leininger, B. and Triano, J. (2010). Effectiveness of manual therapies: The UK evidence report. Chiropractic and Osteopathy, 18(1), 1.

Cooper, G. (2007). Pocket Guide to Musculoskeletal Diagnosis. Springer Science & Business Media.

Doyle, J.R. (Ed.) (2003). Surgical Anatomy of the Hand and Upper Extremity. Philadelphia, PA: Lippincott Williams & Wilkins.

Ernst, E. (2007). Adverse effects of spinal manipulation: A systematic review. Journal of the Royal Society of Medicine, 100(7), 330-338.

Floyd, R.T. and Thompson, C.W. (2004). Manual of Structural Kinesiology. New York, NY: McGraw-Hill.

Forman, T.A., Forman, S.K. and Rose, N.E. (2005). A clinical approach to diagnosing wrist pain. American Family Physician, 72(9), 1753-1758.

Fornalski, S., Gupta, R. and Lee, T.Q. (2003). Anatomy and biomechanics of the elbow joint.Techniques in Hand and Upper Extremity Surgery, 7(4), 168-178.

Harvey, C. (2001). Compartment syndrome: When it is least expected. Orthopaedic Nursing, 20(3), 15-25.

Hunter, J.M., Mackin, E.J. and Callahan, A.D. (2002). Rehabilitation of the Hand and Upper Extremity, 5th edition. Mosby.

Jawed, S., Jawad, A.S.M., Padhiar, N. and Perry, J.D. (2001). Chronic exertional compartment syndrome of the forearms secondary to weight training. Rheumatology, 40(3), 344-345.

Johnson, G.W., Cadwallader, K., Scheffel, S.B. and Epperly, T.D. (2007). Treatment of lateral epicondylitis. American Family Physician, 76(6), 843-848.

Kuxhaus, L. (2008). Development of a Feedback-Controlled Elbow Simulator: Design Validation and Clinical Application. Ann Arbor, MI: ProQuest.

Lason, G. and Peeters, L. (2014). The Elbow, Wrist and Hand. The International Academy of Osteopathy.

Leslie, I.J. and Dickson, R.A. (1981). The fractured carpal scaphoid. Natural history and factors influencing outcome. Journal of Bone and Joint Surgery, 63(2), 225-230.

Lynch, J.M. (2004). Hand and wrist injuries: Part I. Nonemergent evaluation. American Family Physician, 69(8), 1941-1948.

McCann, S. and Wise, E. (2011). Kaplan Anatomy Coloring Book. Kaplan Publishing.

McHardy, A., Hoskins, W., Pollard, H., Onley, R. and Windsham, R. (2008). Chiropractic treatment of upper extremity conditions: A systematic review. Journal of Manipulative and Physiological Therapeutics, 31(2), 146-159.

McRae, R., 2010. Clinical Orthopaedic Examination. Elsevier Health Sciences.

Morrey, B.F., Askew, L.J. and Chao, E.Y. (1981). A biomechanical study of normal functional elbow motion. The Journal of Bone and Joint Surgery, 63(6), 872-877.

Nelson, D.L., Mitchell, M.A., Groszewski, P.G., Pennick, S.L. and Manske, P.R. (1994). Wrist range of motion in activities of daily living. In: Advances in the Biomechanics of the Hand and Wrist. Springer US.

Norkin, C.C. and White, D.J. (2009). Measurement of Joint Motion: A Guide to Goniometry. FA Davis.

Ootes, D., Lambers, K.T. and Ring, D.C. (2012). The epidemiology of upper extremity injuries presenting to the emergency department in the United States. Hand, 7(1), 18-22.

Ovesen, O., Brok, K.E., Arresk, J. and Bellstr, T. (1990). Monteggia lesions in children and adults: An analysis of etiology and long-term results of treatment. Orthopedics, 13(5), 529-534.

Paterson, J.K. and Burn, L. (2012). An Introduction to Medical Manipulation. Springer Science & Business Media.

Phillips, T.G., Reibach, A.M. and Slomiany, W.P. (2004). Diagnosis and management of scaphoid fractures. American Family Physician, 70, 879-892.

Reiman, M.P. (2016). Orthopedic Clinical Examination. Human Kinetics.

Saunders, R., Astifidis, R., Burke, S.L., Higgins, J. and McClinton, M.A. (2015). Hand and Upper Extremity Rehabilitation: A Practical Guide. Elsevier Health Sciences.

Silverstein, B.A., Fine, L.J. and Armstrong, T.J. (1987). Occupational factors and carpal tunnel syndrome. American Journal of Industrial Medicine, 11(3), 343-358.

Smidt, N. and van der Windt, D.A. (2006). Tennis elbow in primary care: Corticosteroid injections provide only short term pain relief. British Medical Journal, 333(7575), 927 -928.

Standring, S. (2008). Gray's Anatomy: The Anatomical Basis of Clinical Practice. London: Churchill Livingstone.

Tosun, B., Selek, O., Buluc, L. and Memisoglu, K. (2008). Chronic post-traumatic radial head dislocation associated with dissociation of distal radio-ulnar joint: A case report. Archives of Orthopaedic and Trauma Surgery, 128(7), 669-671.

Vasen, A.P., Lacey, S.H., Keith, M.W. and Shaffer, J.W. (1995). Functional range of motion of the elbow. The Journal of Hand Surgery, 20(2), 288-292.

Villasen~or-Ovies, P., Vargas, A., Chiapas-Gasca, K., Canoso, J.J. et al. (2012). Clinical anatomy of the elbow and shoulder. Reumatología Clínica, 8, 13-24

Weinzweig, N. and Gonzalez, M. (2002). Surgical infections of the hand and upper extremity: A county hospital experience. Annals of Plastic Surgery, 49(6), 621-627.

Whiteside, J.A., Andrews, J.R. and Fleisig, G.S. (1999). Elbow injuries in young baseball players. The Physician and Sports Medicine, 27(6), 87-102.

World Health Organization (2005). WHO Guidelines on Basic Training and Safety inChiropractic. Geneva: World Health Organization.

肘、腕和手部手法操作技术

桡骨头手法操作

患者体位：坐或仰卧。

术者体位：弓步立于患者需要治疗的手臂一侧。

准备动作

- 操作手对桡骨头外侧面进行定位和触诊。
- 辅助手抓住患者手腕，并使前臂旋前45°（患者拇指朝下）。

手法操作

- 使患者前臂做旋前动作，屈腕，肘关节充分伸展，同时，向桡骨头施加压力并使其斜向移动，达到运动终末并完成手法操作。

操作要点

- 术者可以将肘部屈曲至90°，手臂紧贴桡骨头，另一只手置于患者手腕上，

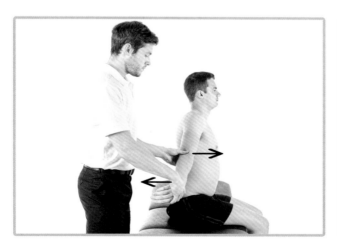 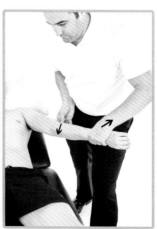

通过旋前和旋后动作来协助完成定位。

- 术者可以预先评估受术肘部的最大伸展度，站立时腹部靠近患者，在手法操作过程中注意感受关节运动终末感，以防过度伸展。
- 避免患者肘关节过度伸展。

尺—桡手法操作—以尺骨鹰嘴为接触点

  患者体位：可取仰卧位、坐位或仰靠位。
  术者体位：立于患者患侧。

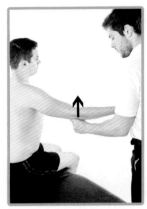

准备动作

- 术者用操作手拇指和示指支撑肱骨内上髁和肱骨外上髁，形成半握拳姿势。
- 辅助手握住患者手腕。

手法操作

- 术者辅助手下压患者腕部使其肘部伸直，同时操作手在患者肱骨内、外侧髁（如图所示）处上推肘部以完成手法操作。

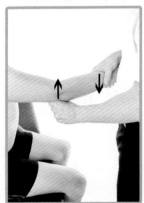

操作要点

- 避免肘关节过伸。

腕骨手法操作

  患者体位：可取仰卧位、坐位或仰靠位。
  术者体位：立于治疗床的一侧，面向患者。

准备动作

- 患者手部充分旋前，术者两手握住患手。

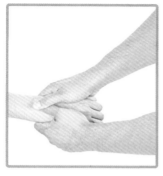 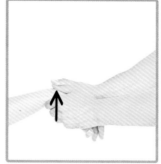 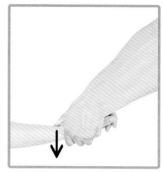

- 定位需要进行手法治疗的腕骨，术者两手拇指交叉置于其正上方。

手法操作

- 用力屈伸患者手腕。
- 当术者将手腕拉至伸展位时，向患者手掌掌侧方向发力，行手法操作。

操作要点

- 通过伸展小鱼际肌和大鱼际肌，可使腕部的背屈运动更加有力。
- 在伸展前可应用杠杆力量（如牵引、腕关节桡／尺侧的屈伸运动）。
- 该手法操作技术适用于所有腕骨。

第一掌骨手法操作

　　患者体位：可取仰卧位、坐位或仰靠位。

　　术者体位：立于治疗床的一侧，面向患者。

准备动作

- 术者操作手握住患者拇指。
- 术者拇指触诊第一掌骨近端关节基底部和大多角骨之间的沟。
- 术者拇指固定于患者第一掌指关节和大多角骨之间。
- 术者用操作手四指握住并牵引患者的第一掌骨（这将使第一掌指关节腔变

宽），然后将操作手拇指（如图所示）放在关节线上。

- 术者将辅助手掌面压在操作手第一掌指关节后面予以支持。
- 术者可轻微伸展手臂，产生一个施加于患者第一掌骨关节近端的伸展和牵引力。

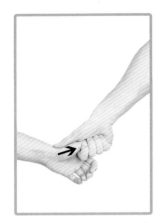

手法操作

- 嘱患者吸气、呼气。
- 在患者呼气时，到达关节运动终末，随后向下施加手法操作，如图所示。

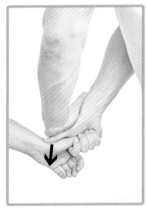

操作要点

- 术者可以要求患者向后斜靠来加大牵引力。
- 不要使用过大的力。

第一掌骨关节手法操作基础上的变型

患者体位：可取仰卧位、坐位或仰靠位。

术者体位：立于患者将要进行手法操作的一侧。

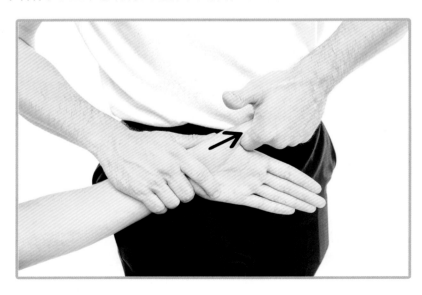

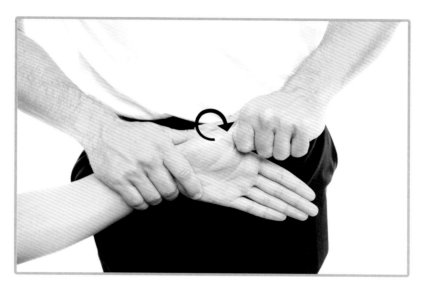

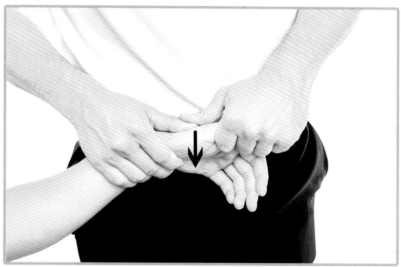

准备动作

- 辅助手握住患者手腕，以维持腕骨稳定，防止受伤，并触压第一掌骨近端关节基底部与大多角骨之间的沟。
- 操作手握住患者第一掌指关节。

手法操作

- 向患者第一掌指关节施加牵引力，令其做内旋动作。
- 对患者第一掌骨进行牵引和内旋，借助术者手臂的伸展运动完成手法操作。

操作要点

- 即便对外周关节进行手法操作，术者也要注意配合患者的呼吸运动。

第十五章

膝、踝和足

概述

从 19 世纪起，将手法治疗应用于各种肌肉骨骼疾病中的案例逐渐增加。起初，它被视为是一种用于维持身体骨骼与软组织结构之间平衡的新方法，但实际上，手法操作技术的应用早在希波克拉底时期之前就已经出现了（Dananberg、Shearstone 和 Guillano，2000）。目前，手法治疗最常应用于脊柱病变，尤其是腰背痛。有许多治疗肌肉骨骼系统结构病变的成功案例，包括足部和近端关节（膝和踝关节）的活动受限（Dananberg，2004）。

近来，许多前瞻性研究表明，关节手法操作技术和软组织松动术可以显著减轻膝关节和踝关节活动范围（ROM）的受限，并能暂时缓解患者足跟和脚趾的疼痛（Mohammed、Syed 和 Ahmed，2009；Andersen、Fryer 和 McLaughlin，2003；Grieve 等，2011；Cleland 等，2009；Renan-Ordine 等，2011）。

治疗师需要根据膝关节、踝关节和足部不同关节部位和（或）病变情况，选取不同种类的松动术和手法操作技术。这些手法操作者的治疗目标是通过可被患者耐受的操作程序获取最好的治疗效果，以调整骨骼和软组织结构的错位，改善活动度和生理功能，加强周围肌肉肌力（Whitmore、Gladney 和 Driver，2005；Brantingham 等，2012）。

在决定对患者的膝关节、踝关节和足部关节施加手法操作前，治疗师必须确认患者无危险指征或禁忌证（Rivett、Thomas 和 Bolton，2005）。此外，充足的知识和技能、熟练地手法操作和恰当的体位是有效运用这些技术的必要条件，因此治疗师必须反复练习这些手法操作技术，以便在临床上运用这些技术时能够得心应手（Domholdt，2000；Hodges 和 Gandevia，2000；Dunne，2001）。对于治疗师来说，透彻掌握人体解剖学和人体生物力学知识，有助于对体表骨性标志进行精准定位。

因此，治疗师在开始运用这些手法操作技术前，应接受良好的培训并进行充分的练习（Di Fabio，1992；WHO，2005）。

本章的目的在于协助治疗师对患者膝关节、踝关节和足部的严重病变进行诊断，并介绍了这些关节及其运动范围，以及该区域内的常见损伤和手法操作危险指征。

关节

在人体解剖学中，膝关节是人体最大的关节之一，由骨、软骨、韧带和肌腱构成。膝关节连接大腿、小腿骨，是股骨、胫骨、腓骨和髌骨4块骨相交汇的解剖学区域。除腓骨外，上述骨骼对膝关节都具有功能性意义（Tate，2009）。

另一方面，踝关节和足部是下肢最远端的部分。踝关节和足部的骨骼、韧带、肌腱和肌肉高度发达且结构复杂。踝部和足部的关节与身体其他部位的关节在功能上有所不同，因为它们有时需要灵活运动，而有时候又需要保持相对稳定（比如站立和维持某种立位姿势）。这些结构为人体同时提供了可动性和稳定性，并且在日常生活中发挥着不同的作用（Riegger，1988）。

表15.1　膝、踝和足的关节

关节名称	描述	功能
膝关节	• 滑膜关节（改良的铰链关节），由3个不同且部分分离的结构组成 • 在3块骨（股骨、胫骨和髌骨）之间形成的一个复杂的铰链关节 • 包括2个独立的关节：一个连接胫骨和股骨（胫股关节），另一个连接髌骨和股骨（髌股关节） • 周围有关节囊包覆整个关节复合体	• 允许腿部进行屈曲和伸展运动，以支撑身体负重 • 可以在垂直和水平方向上传递负重 • 允许在屈曲时做小范围的内旋和外旋运动
胫股关节	• 滑膜铰链关节 • 连接股骨内、外侧髁和胫骨内、外侧髁 • 由两个楔形关节盘支撑：内侧半月板和外侧半月板	• 是膝的负重关节 • 允许膝完成屈曲和伸展运动

（续表）

关节名称	描述	功能
髌股关节	· 位于膝，是一个不易辨识的复杂的鞍状关节 · 通过髌骨连接股骨的前部和远端而形成	· 允许膝盖在站立时伸直 · 有助于协助日常生活活动的进行
上胫腓关节	· 平面滑膜关节，通过连接胫骨外侧缘与腓骨头形成 · 由 2 个关节面组成：一个在胫骨髁后外侧，另一个在腓骨头内侧上表面	· 对施加于踝关节的扭转力起到缓冲作用 · 对胫骨的外侧凸曲运动起到缓冲作用
下胫腓关节	· 通过连接腓骨远端与胫骨外侧而形成的韧带联合 · 由强健的骨间韧带支撑	· 允许小范围的运动，从而使踝关节做背屈运动时外踝外旋 · 有助于保持踝关节的完整性
踝关节或距小腿关节	· 铰链关节，上方由胫骨远端和腓骨连接而成，下方由距骨滑车构成 · 由 3 块骨（胫骨、腓骨和距骨）组成的关节 · 由强健的韧带结构支撑，为踝关节提供稳定性	· 允许距骨沿运动轴进行背屈和跖屈运动
距下关节或距跟关节	· 多轴关节，位于两块跗骨之间：距骨和跟骨 · 包括距骨和跟骨之间的前、中、后 3 个关节	· 允许足部进行内翻和外翻运动
距跟舟关节	· 复合多轴关节，形成于距骨圆形头部与舟骨和跟骨相连处 · 包括 2 个关节：前距跟关节和距舟骨关节	· 允许距骨在舟骨上进行跖屈运动
跟骰关节	· 双轴关节，足部活动度最小的关节 · 包括跟骨和骰骨之间的关节	· 允许进行对合运动
跗跖关节或跖跗关节	· 足中段的跗骨（第一、二、三楔形骨和骰骨）和跖骨底之间的滑动关节 · 由强健的背侧骨间肌和足底韧带加强	· 允许足部发生轻微的滑动
跖骨间关节	· 一组涉及跖骨基底部之间关节的滑膜关节 · 由强健的背侧骨间肌和足底韧带加强 v	· 允许足部发生轻微的滑动
跖趾关节	· 通过连接跖骨头与趾骨近端形成的椭圆形关节 · 由足底韧带和副韧带加强	· 允许足趾进行各种活动，包括屈曲、伸展、外展、内收和环转运动

（续表）

关节名称	描述	功能
趾间关节	• 由趾骨头上表面和相邻趾骨基底部之间的关节组成的屈戌关节（铰链关节） • 可再分为 2 组关节：近端趾间关节和远端趾间关节	• 允许进行屈曲和伸展运动

引自：Tate（2009）；McCann 和 Wise（2011）；Standring（2008）；Riegger（1988）；Norkin 和 White（2009）

关节活动度

膝关节

膝关节允许人体的重量在垂直和水平两个方向上传导，可以进行屈曲和伸展运动，并且可以在小腿屈曲时进行轻微的内旋和外旋运动。膝关节的稳定和正常运动对于日常生活活动而言十分重要，如行走、跑步、踢腿、维持坐姿和站立等，都需要使用膝关节（Mader，2004）。膝关节的活动范围通常使用手动量角器进行测量，视觉评估和影像学测量也同样被用于测量其运动范围。

表 15.2　膝关节的正常活动度

运动类型	活动范围
屈曲	120°~150°
伸展	5°~10°
屈膝 90° 时外旋	30°~40°
屈膝 90° 时内旋	10°

引自：Schünke 等（2006）

表 15.3　不同年龄段膝关节活动度

年龄	活动	男性	女性
2~8 岁	屈曲	147.8°（146.6°~149.0°）	152.6°（151.2°~154.0°）
	伸展	1.6°（0.9°~2.3°）	5.4°（3.9°~6.9°）

（续表）

年龄	活动	男性	女性
9~19 岁	屈曲	142.2°（140.4°~44.0°）	142.3°（140.8°~143.8°）
	伸展	1.8°（0.9°~2.7°）	2.4°（1.5°~3.3°）
20~44 岁	屈曲	137.7°（136.5°~138.9°）	141.9°（140.9°~142.9°）
	伸展	1.0°（0.6°~1.4°）	1.6°（1.1°~2.1°）
45~69 岁	屈曲	132.9°（131.6°~134.2°）	137.8°（136.5°~139.1°）
	伸展	0.5°（0.1°~0.9°）	1.2°（0.7°~1.7°）

引自：Soucie 等（2011）

踝部

踝关节允许足部进行背屈和跖屈运动。由于距小腿关节形态学的复杂性，踝关节的旋转运动轴是动态的。

表 15.4　踝关节活动度范围

活动类型	活动范围	出处
正常背屈	0°~50°	Clarkson（2000）
正常跖屈	0°~20°	
伸膝时背屈	14°~48°	Spink 等（2011）
屈膝时背屈	16°~60°	

足部

足部关节的运动复杂多变。距跟关节的运动有 3 个运动平面。它可以进行旋前和旋后运动。跗横关节可以完成一定程度上的内翻和外翻运动，但它主要用于扩大距小腿关节和距跟关节的活动范围（Oatis，1988）。跗跖关节的运动是二维平移运动。当跗横关节达到关节最大活动度后，该关节（跗跖关节）继续完成补偿运动。跖趾关节可完成矢状面和横断面运动。趾间关节（IP 关节）可以完成矢状面上的屈曲和伸展运动（Norkin 和 White，2009）。

表 15.5　足部关节的活动度

关节名称	运动类型	运动范围
距跟关节	内翻	0°~50°
	外翻	0°~26°
跖趾关节	屈曲（第一趾）	0°~45°
	伸展（第一趾）	0°~80°
	屈曲（小趾）	0°~40°
	伸展（小趾）	0°~70°
趾间关节	屈曲（第一趾）	0°~90°
	屈曲（小趾）	0°~30°
	伸展（第一趾和其他趾）	0°~80°

来源：Oatis（1988）；Norkin 和 White（2009）

常见损伤

膝、踝和足部损伤是最常见的肌肉骨骼损伤。这些区域的损伤多由跌倒、车祸、暴力事件、运动事故或穿透性创伤等导致。这些损伤在所有人群中均较为常见，包括男性和女性、年轻人和老年人，以及多种体育活动的参与者。在运动员中，膝关节、踝关节和足部是人体最常受到损伤的部位。这些损伤与短期和长期的残疾有关，并会显著扰乱患者的日常生活活动。

表 15.6　膝、踝和足的常见损伤

损伤	特征
前交叉韧带扭伤	• 最常见的膝关节损伤之一 • 涉及前交叉韧带的撕裂——该韧带维持膝关节的稳定性 • 好发于参加高强度运动（如足球、网球、滑雪、排球和篮球）的运动员 • 发生时通常伴有"砰"的声响 • 原因包括跑步时减速、快速转变方向、急停或跳跃运动着地 • 该损伤约有 50% 的可能累及膝关节其他结构，包括半月板、关节软骨和其他韧带

（续表）

损伤	特征
内侧副韧带扭伤	·最常受损的膝关节韧带之一 ·涉及内侧副韧带的撕裂——该韧带能有效防止膝关节外翻 ·在参加摔跤、柔道、橄榄球、曲棍球和足球等接触性体育项目的运动员中最为常见 ·通常由于膝关节外侧面遭受撞击或直接打击而发生 ·常见的原因包括跑步时弯曲、扭转或快速转变方向 ·临床表现包括膝关节发出爆裂声响、疼痛、肿胀、触痛、交锁或活动受限
半月板撕裂	·最常见的膝关节损伤之一 ·涉及半月板断裂。半月板是一个有弹性的C形的纤维软骨结构，能够起到缓冲作用 ·常见原因包括强直扭转、快速转动或膝关节过度屈曲 ·高危人群：参与接触性运动（如橄榄球、拳击和冰球）的人 ·临床表现包括疼痛、肿胀、关节发出爆裂声及膝关节触痛 ·约占所有膝关节损伤的11%
髌腱炎	·一种髌韧带的炎症，通常发生于髌骨下部或髌底股四头肌附着部 ·在青少年男性中最为常见，尤其是积极参加跳跃体育项目的运动员 ·通常与足部过度旋前、髌骨错位或高位髌骨有关 ·临床表现包括膝前区疼痛和局部肿胀、肥厚或结节
踝关节扭伤	·最常见的踝关节损伤 ·踝关节韧带受到强烈牵张超出活动限度，并且可能撕裂 ·高危人群：参与需要快速移动的、强度较大的体育活动（如跑步和跳跃运动）的人 ·会导致暂时或终身的残疾。 ·发病率：英国每10 000人中有61例
足底筋膜炎	·足底筋膜退变 ·是足跟和足底发生刺痛最常见的原因 ·通常发生于中年人群 ·约10%的人会在一生中的某个阶段罹患该病 ·危险因素包括下肢不等长、神经卡压、肌肉紧张、过度内旋、过度训练及鞋不合脚
腓骨肌腱炎	·最为常见的是过用性损伤，通常导致踝关节外侧疼痛 ·引起腓骨肌腱炎症 ·通常由于过度外翻或旋前而发生 ·常见于运动员，尤其是需要反复进行踝关节运动者

引自：Frontera（2015）；Roach等（2014）；Rodkey（1999）；Nicholl、Coleman和Williams（1991）；Calmbach和Hutchens（2003a）；O'Loughlin等（2009）；Beeson（2014）；Wang等（2005）

危险指征（red flags）

危险指征有助于协助治疗师对慢性疼痛患者的严重病变进行辨别和诊断。如果发现患者有危险指征中的表现，医师应在治疗和训练时保持高度谨慎，并优先进行合理的临床推理，以降低患者手法操作后出现不良反应的风险。

表 15.7　提示膝、踝和足严重病变的危险指征

情况	表现
膝关节骨折	· 近期有外伤史，如膝部受伤或从高处坠落 · 患侧下肢疼痛、瘀血或肿胀 · 麻木、刺痛或感觉发麻 · 膝关节屈曲困难 · 患侧下肢无法行走或负重
筋膜间室综合征	· 外伤史 · 严重、持续的疼痛和胫骨前筋膜室僵硬 · 足趾背屈时疼痛 · 牵张受累肌肉时疼痛加重 · 受累筋膜室肿胀、紧绷和挫伤
伸肌机械性断裂	· 髌腱或股四头肌断裂 · 髌骨位置移动（上移）
骨折	· 近期有外伤史，如挤压伤、踝关节损伤或从高处坠落 · 患侧下肢疼痛、瘀血或肿胀 · 持续性滑膜炎 · 受累组织出现压痛点 · 患侧下肢无法行走或负重
深静脉血栓形成	· 近期手术史 · 小腿疼痛 · 皮肤发红 · 患侧下肢肿胀、压痛 · 行走或站立时疼痛加重、抬高或休息时减轻
脓毒性关节炎	· 发热、寒战 · 近期细菌感染、手术或注射史 · 剧烈、持续的疼痛 · 全身性不适，如异常疲劳（不适）或食欲减退 · 并发免疫抑制性疾病 · 关节红肿且无外伤史

（续表）

情况	表现
癌症	• 持续的疼痛 • 既往有癌症史 • 非典型症状，无外伤史 • 全身性症状，如发热、寒战、乏力和虚弱 • 不明原因的体重减轻 • 疑似恶性肿瘤或不明原因的畸形、肿块或肿胀

引自：McGee 和 Boyko（1998）；Judd 和 Kim（2002）；Gupta, Sturrock 和 Field（2001）；Ulmer（2002）

特殊检查

表 15.8　用于膝、踝和足严重病变评估的特殊检查

试验	过程	阳性体征	解释
拉赫曼试验	患者仰卧，患侧膝关节屈曲 20°~30°。检查者一手固定股骨远端，另一只手握住胫骨近端。检查者随后向胫骨施加一个轻柔的力，从而将胫骨向前上方牵拉	与未受累侧膝关节相比，胫骨过度前移	提示前交叉韧带损伤
后抽屉试验	患者仰卧，髋关节屈曲 45°，膝关节屈曲 90°，胫骨位于旋转中立位。检查者使患者足部保持放平，将胫骨向后推	胫骨相对于股骨发生向后移位	提示后交叉韧带损伤
外翻应力试验	患者仰卧。检查者一手握住患者膝关节外侧面，另一手放于胫骨远端内侧。随后在 0°（完全伸展）和屈曲 30° 的姿势下，检查者轻柔地向患者膝关节施加外翻应力	内侧副韧带在外翻应力下松弛	提示后交叉韧带和内侧副韧带损伤
McMurray 试验	患者仰卧。检查者一只手抓握患者足跟，另一只手放在患者的膝关节上，手指置于关节内、外侧线上。为测试外侧半月板的功能，检查者将胫骨向内侧旋转，并将膝关节从完全屈曲伸展至 90°。检查者在患者膝关节伸展时，向患者膝关节施加内翻应力。为测试内侧半月板功能，检查者将胫骨向外侧旋转，将膝关节由完全屈曲伸展至 90°。检查者在患者膝关节伸展时施加外翻应力	关节发出"咔哒"或"砰"的声响，沿关节间隙出现疼痛	提示半月板撕裂伤
距骨倾斜试验	患者取坐位，踝关节无支撑，足部保持跖屈 10°~20° 的姿势。检查者一只手固定小腿远端（接近内踝处），另一只手向足后段施加内翻力。检查者在足部内翻时将距骨交替向两侧倾斜	与对侧比较，关节松弛或距骨倾斜程度增加	提示胫腓韧带损伤

（续表）

试验	过程	阳性体征	解释
Thompson 试验	患者俯卧，膝关节屈曲呈 90°。检查者挤压患者小腿肌肉，探寻踝关节的跖屈运动	踝关节跖屈运动缺如	提示跟腱断裂
前抽屉试验	患者俯卧于治疗床上，踝关节位于中立位，足跖屈 20°。检查者一只手固定胫骨远端，并用另一只手向跟骨施加一个向前的力	与对侧比较，患侧前移幅度增加	提示距腓前韧带损伤
Kleiger 试验	患者坐位，膝关节弯曲呈 90° 并置于治疗床的边缘。检查者一只手固定患者的胫骨远端，另一手从外侧向患侧足部施加旋转力	关节的内、外侧疼痛或胫腓关节疼痛	提示胫腓韧带联合远端受损三角韧带损伤

引自：Baxter（2003）；Calmbach 和 Hutchens（2003b）；Hartley（1995）；Young 等（2005）；Simpson 和 Howard（2009）

参考文献

Andersen, S., Fryer, G.A. and McLaughlin, P. (2003). The effect of talo-crural joint manipulation on range of motion at the ankle joint in subjects with a history of ankle injury. Australasian Chiropractic and Osteopathy, 11(2), 57.

Baxter, R.E. (2003). Pocket Guide to Musculoskeletal Assessment. WB Saunders.

Beeson, P. (2014). Plantar fasciopathy: Revisiting the risk factors. Foot and Ankle Surgery, 20(3), 160-165.

Brantingham, J.W., Bonnefin, D., Perle, S.M., Cassa, T.K. et al. (2012). Manipulative therapy for lower extremity conditions: Update of a literature review. Journal of Manipulative and Physiological Therapeutics, 35(2), 127-166.

Calmbach, W.L. and Hutchens, M. (2003a). Evaluation of patients presenting with knee pain: Part I. History, physical examination, radiographs, and laboratory tests. American Family Physician, 68(5), 907-912.

Calmbach, W.L. and Hutchens, M. (2003b). Evaluation of patients presenting with knee pain: Part II.

Differential diagnosis. American Family Physician, 68(5), 917-922.

Clarkson, H.M. (2000). Musculoskeletal Assessment: Joint Range of Motion and Manual Muscle Strength.

Philadelphia, PA: Lippincott Williams & Wilkins.

Cleland, J.A., Abbott, J.H., Kidd, M.O., Stockwell, S. et al. (2009). Manual physical therapy and exercise versus electrophysical agents and exercise in the management of plantar heel pain: A multicenter randomized clinical trial. Journal of Orthopaedic and Sports Physical Therapy, 39(8), 573-585.

Dananberg, H.J. (2004). Manipulation of the ankle as a method of treatment for ankle and foot pain. Journal of the American Podiatric Medical Association, 94(4), 395-399.

Dananberg, H.J., Shearstone, J. and Guillano, M. (2000). Manipulation method for the treatment of ankle equinus. Journal of the American Podiatric Medical Association, 90(8), 385-389.

Di Fabio, R.P. (1992). Efficacy of manual therapy. Physical Therapy, 72(12), 853-864.

Domholdt, E. (2000). Physical Therapy Research: Principles and Applications. WB Saunders Company.

Dunne, J. (2001). Pre-manipulative testing: Predicting risk or pretending to Australian Journal of Physiotherapy, 47(3), 165.

Frontera, W.R. (2015). Anterior Cruciate Ligament Tear. Essentials of Physical Medicine and

Rehabilitation:Musculoskeletal Disorders, Pain, and Rehabilitation. Philadelphia, PA: Saunders Elsevier.

Grieve, R., Clark, J., Pearson, E., Bullock, S., Boyer, C. and Jarrett, A. (2011). The immediate effect of soleus trigger point pressure release on restricted ankle joint dorsiflexion: A pilot randomised controlled trial. Journal of Bodywork and Movement Therapies, 15(1), 42-49.

Gupta, M.N., Sturrock, R.D. and Field, M. (2001). A prospective 2-year study of 75 patients with adult-onset septic arthritis. Rheumatology, 40(1), 24-30.

Hartley, A. (1995). Practical Joint Assessment: Lower Quadrant: A Sports Medicine Manual, Mosby-Year Book.

Hodges, P.W. and Gandevia, S.C. (2000). Activation of the human diaphragm during a repetitive postural task. The Journal of Physiology, 522(1), 165-175.

Judd, D.B. and Kim, D.H. (2002). Foot fractures frequently misdiagnosed as ankle sprains. American Family Physician, 66(5), 785-794.

Mader, S.S, (2004). Understanding Human Anatomy and Physiology. McGraw-Hill Science.

McCann, S. and Wise, E. (2011). Kaplan Anatomy Coloring Book. Kaplan Publishing.

McGee, S.R. and Boyko, E.J. (1998). Physical examination and chronic lower-extremity ischemia: A critical review. Archives of Internal Medicine, 158(12), 1357-1364.

Mohammed, R., Syed, S. and Ahmed, N. (2009). Manipulation under anaesthesia for stiffness following knee arthroplasty. Annals of the Royal College of Surgeons of England, 91(3), 220.

Nicholl, J.P., Coleman, P. and Williams, B.T. (1991). Pilot study of the epidemiology ofsports injuries and exercise-related morbidity. British Journal of Sports Medicine, 25(1), 61-66.

Norkin, C.C. and White, D.J. (2009). Measurement of Joint Motion: A Guide to Goniometry. FA Davis.

Oatis, C.A. (1988). Biomechanics of the foot and ankle under static conditions. Physical Therapy, 68(12), 1815-1821.

O'Loughlin, P.F., Murawski, C.D., Egan, C. and Kennedy, J.G. (2009). Ankle instability in sports. The Physician and Sports Medicine, 37(2), 93-103.

Paterson, J.K. and Burn, L. (2012). An Introduction to Medical Manipulation. Springer Science & Business Media.

Renan-Ordine, R., Alburquerque-Sendín, F., Rodrigues De Souza, D.P., Cleland, J.A. and Fernández-de-las-Pen ~ as, C. (2011). Effectiveness of myofascial trigger point manual therapy combined with a self-stretching protocol for the management of plantar heel pain: A randomized controlled trial. Journal of Orthopaedic and Sports Physical Therapy, 41(2), 43-50.

Riegger, C.L. (1988). Anatomy of the ankle and foot. Physical Therapy, 68(12), 1802-1814.

Rivett, D.A., Thomas, L. and Bolton, B. (2005). Premanipulative testing: Where do we go from here- New Zealand Journal of Physiotherapy, 33(3), 78-84.

Roach, C.J., Haley, C.A., Cameron, K.L., Pallis, M., Svoboda, S.J. and Owens, B.D. (2014).The epidemiology of medial collateral ligament sprains in young athletes. The AmericanJournal of Sports Medicine, 42(5), 1103-1109.

Rodkey, W.G. (1999). Basic biology of the meniscus and response to injury. Instructional Course Lectures, 49, 189-193.

Schünke, M., Ross, L. M., Schulte, E., Schumacher, U. and Lamperti, E.D. (2006). Thieme Atlas of Anatomy:General Anatomy and Musculoskeletal System. Thieme.

Simpson, M. R. and Howard, T.M. (2009). Tendinopathies of the foot and ankle. American Family Physician, 80(10), 107-1114.

Soucie, J.M., Wang, C., Forsyth, A., Funk, S. et al. (2011). Range of motion measurements: Reference values and a database for comparison studies. Haemophilia, 17(3), 500-507.

Spink, M.J., Fotoohabadi, M.R., Wee, E., Hill, K.D., Lord, S.R. and Menz, H.B. (2011).Foot and ankle strength, range of motion, posture, and deformity are associated with balance and functional ability in older adults. Archives of Physical Medicine and Rehabilitation, 92(1), 68-75.

Standring, S. (2008). Gray's Anatomy: The Anatomical Basis of Clinical Practice. Churchill Livingstone. Tate, P. (2009). Anatomy of Bones and Joints. Seeley's Principles of Anatomy and Physiology. McGraw-Hill.

Ulmer, T. (2002). The clinical diagnosis of compartment syndrome of the lower leg: Are clinical findings predictive of the disorder Journal of Orthopaedic Trauma, 16(8), 572-577.

Wang, X.T., Rosenberg, Z.S., Mechlin, M.B. and Schweitzer, M.E. (2005). Normal variants and diseases of the peroneal tendons and superior peroneal retinaculum: MR imaging features 1. Radiographics, 25(3), 587-602.

Whitmore, S., Gladney, K. and Driver, A. (2005). The Lower Quadrant: A Workbook of Manual Therapy Technique. Whitmore Physiotherapy Consulting.

World Health Organization (2005). WHO Guidelines on Basic Training and Safety inChiropractic. Geneva:World Health Organization.

Young, C.C., Niedfeldt, M.W., Morris, G.A. and Eerkes, K.J. (2005). Clinical examination of the foot and ankle. Primary Care: Clinics in Office Practice, 32(1), 105-132.

膝、踝和足部手法操作技术

腓骨头手法操作

患者体位：仰卧，患侧下肢屈髋屈膝 90°。
术者体位：弓步立于患者患侧，面向患者。

准备动作

- 术者辅助手握住患者的胫骨与腓骨的远端，并用这只手来操控完成所需运动。
- 操作手放在膝关节侧面的周围，使第一掌指关节抵于近端腓骨头的后面，手指轻轻放置在腘窝处。
- 术者辅助手沿着从上至下的方向将患者小腿向臀部移动，直至膝关节完全屈曲；将操作手的手背抵于患者腘绳肌远端组织处。

手法操作

- 嘱患者吸气、呼气。
- 在呼气终末，达到运动终末，并从前向后完成腓骨头的手法操作。

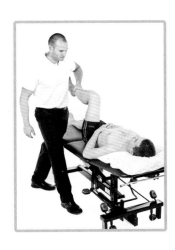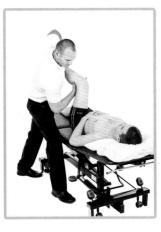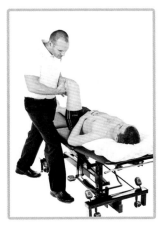

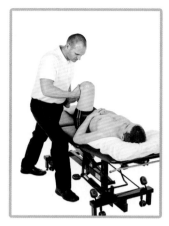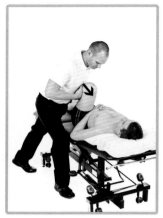

操作要点

- 在同样的姿势下，术者可以用自己的腹部向患者胫骨施加轻柔的压力，并以此固定患者的小腿。
- 该技术可用于扩大腓骨从后至前方向上的运动范围。
- 该技术不适用于屈膝受限者。
- 操作过程中，速度是关键：操作速度越快，术者所需施加的力就越小。

腓骨头手法操作的变型

患者体位： 侧卧，患侧下肢在上并屈膝 45°，双下肢叠放如图。

术者体位： 弓步立于床尾。

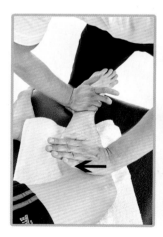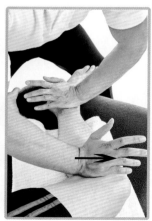

准备动作

- 术者辅助手的豌豆骨抵于患者外踝上，向踝关节施加一个向下的压力，将患者的腿固定在治疗台上。
- 操作手抵在患者腓骨头上面。

手法操作

- 嘱患者吸气、呼气。
- 在呼气的终末，达到关节运动终末并完成手法操作。

操作要点

- 该技术应用于膝关节无法完全屈曲的患者。
- 为确保牢固接触，首先应增大接触面，并通过拖拽使松弛的皮肤向接触面滑移。
- 交换双手，允许腓骨头进行向前和向后的运动。

侧卧位胫距关节手法操作

患者体位：侧卧，髋关节和膝关节屈曲，呈 45°~90°。
术者体位：弓步立于床尾。

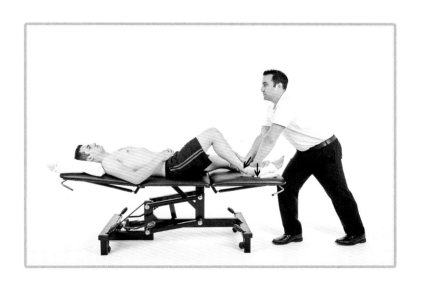

准备动作

• 术者可以在患者的胫骨和足部下方放一块毛巾，增加患者舒适度。

• 辅助手置于跟骨内侧面。

• 术者操作手置于足中段，第一掌指关节抵于舟状骨并将足部向上翻。

手法操作

• 嘱患者吸气、呼气。

• 在呼气终末，术者通过两只手施力，以达到关节运动终末。

• 达到运动终末后，术者辅助手从前向后和从下向上完成手法操作，操作手从前向后完成手法操作。

操作要点

• 将患者足心向上翻，使手法操作直接作用于目标关节，同时限制施加于其他足部关节的操作力度。

• 在此情况下，运用治疗床的落板（如果条件允许）将十分有效，能减少所需的力。

仰卧位胫距关节手法操作

　　患者体位：仰卧，足部在床边悬空，如图所示。

　　术者体位：弓步立于床尾，面向患足。

准备动作

• 术者可以在患者小腿下方放一块毛巾，提高患者舒适度。

• 辅助手虎口握住患者的脚踝。

• 操作手握住患者足底，手指朝向地板。

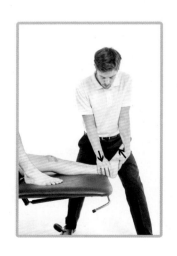

手法操作

• 嘱患者吸气、呼气。

- 在呼气的终末，达到运动终末。
- 到达运动终末后，术者左手在关节处做由内向外的运动，完成手法操作。
- 辅助手固定不动，不需额外发力。

操作要点

- 调整治疗床的高度，使术者能够在手臂伸直的情况下接触患者的足部。
- 足部应该被固定住，术者的前臂支撑于足底部。
- 在此情况下，运用治疗床的落板（如果条件允许）将十分有效，能减少所需的力。

俯卧位胫距关节手法操作

患者体位：俯卧，膝关节屈曲 90°。

术者体位：立于将进行手法操作的一侧。

准备动作

- 术者操作手握住胫骨和腓骨远端，尽可能地靠近胫距关节。
- 辅助手握在跟骨后面。

手法操作

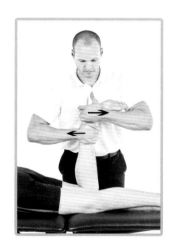

- 嘱患者吸气、呼气。
- 在呼气中段，双手向两侧发力并将患腿拉向术者胸骨，逐渐到达关节运动终末。
- 为完成手法操作，术者肘部向两侧移动，两手完成一个快速的牵拉分离运动。

操作要点

- 确保治疗床处于正确的高度，判断标准是：当患者膝关节屈曲 90° 时，患者的足部与术者胸骨中段高度在同一水平上。

• 为提高手法操作速度，术者应集中精力使肘部尽可能快地移向身体两侧。

蹲位距跟关节手法操作

患者体位：仰卧。

术者体位：弓步半蹲于治疗床尾。

准备动作

• 术者两手第五掌骨相对，包覆在距骨滑车上。

• 拉紧松弛的皮肤，在第五跖骨处形成一个侧向拉力。

• 将两手拇指置于足底下，并抵于跟骨远端。

• 将患者下肢内旋或外旋，以锁定髋关节。

手法操作

• 嘱患者吸气、呼气。

• 在呼气时，达到关节运动终末，再通过肘部发力牵拉完成手法操作。

操作要点

• 术者在蹲下时应确保姿势正确。

• 保持肘部紧贴身体，躯干挺直，重心压在后方足上。

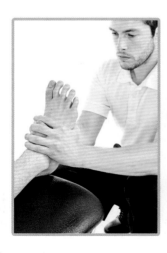
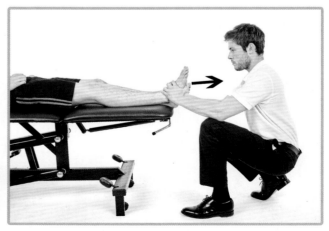

- 术者必须通过手指内侧在足背部施加牵拉力，以展平接触区域内所有松弛的皮肤。
- 允许患者抓握在治疗床上，以确保他们感到舒适和稳定。

侧卧位距下关节手法操作

患者体位： 侧卧，患侧在下，屈膝 90°。
术者体位： 弓步立于治疗床尾。

准备动作

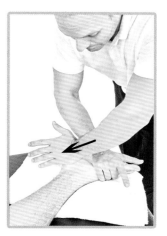

- 术者可以在患者小腿下方放一块毛巾，提高患者舒适度。
- 调整治疗床的高度，使术者能在手臂伸直的情况下触及患者的足部。
- 术者辅助手的拇指与示指间的部分置于小腿远端，尽可能地靠近踝关节。
- 操作手放在跟骨的后正中面上。

手法操作

- 嘱患者吸气、呼气；在呼气的终末，达到运动终末。
- 术者操作手向下发力完成从内向外的手法操作。

操作要点

- 为使患者感到更加舒适，可在足部下方放一块毛巾。
- 术者用于固定的手保持不动，切记不需要用这只手发力。
- 在此情况下，运用治疗床的落板（如果条件允许）将十分有效，因其能减少所需的力。

侧卧位距跟关节手法操作的变型

患者体位： 侧卧，患侧在下，屈膝 90°，足部悬空探出治疗床。

术者体位：弓步立于治疗床尾。

准备动作

- 调整治疗床的高度，使术者能在手臂伸直的情况下触及患者的足部。
- 术者辅助手拇指与示指之间的部分置于小腿远端，尽可能地靠近踝关节。
- 操作手放在后正中面上，如图所示。

手法操作

- 嘱患者吸气、呼气；在呼气的终末，到达运动终末。
- 术者操作手向下发力，在从内至外的方向上完成手法操作。

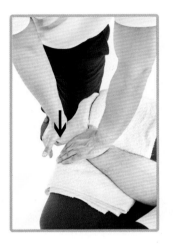

操作要点

- 为使患者感到更加舒适，术者可在患者足部下方放一块毛巾。
- 术者用于固定的手保持不动，切记不需要用这只手发力。
- 在此情况下，运用治疗床的落板（如果条件允许）将十分有效，能减少术者所需施加的力。

站立位距跟关节手法操作

患者体位：仰卧。
术者体位：弓步立于治疗床尾。

准备动作

- 术者辅助手置于跟骨上，操作手第五掌骨与距骨滑车接触。
- 术者用操作手的拇指推动患者踝关节，使之做轻微的背屈运动。
- 使患者下肢内旋／外旋以锁定髋关节，减少关节移位。

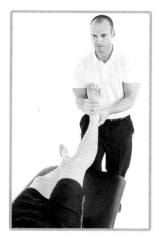 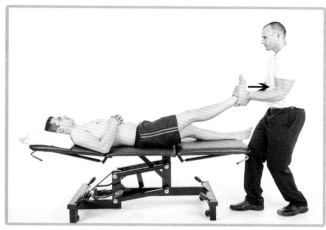

手法操作

- 嘱患者吸气、呼气。
- 在呼气终末，达到运动终末并对完成该关节的手法操作。
- 该手法操作需要术者肘部发力将患足快速拉向自己，并将身体重心移至后腿，以充分利用自身重力完成操作。

操作要点

- 术者保持肘部紧贴身体，身体正直，将重心放在后脚上，通过关节运动产生张力和牵引力。
- 手法操作的力应该是术者身体重量和手臂速度的结合，大关节带动小关节，而不是仅靠手臂牵拉。
- 允许患者靠在治疗床上，以使其感到舒适和稳定。

俯卧位距跟关节手法操作

　　患者体位：俯卧，膝关节屈曲 90°。
　　术者体位：弓步立于手法操作侧。

准备动作

- 术者用两只手的拇指、示指握住跟骨，并紧紧贴在患者跟骨的后面。

- 将患者足背放在术者肩部。
- 当术者站起时，重心向斜后方移动，对距跟关节产生轻微的牵引力。

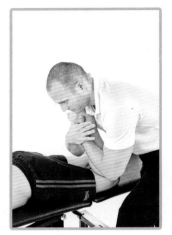

手法操作

- 嘱患者吸气、呼气。
- 在呼气中段，达到运动终末。
- 该手法操作需要借助术者双腿来完成，术者的手臂用来固定关节。当达到关节运动终末后，术者站起，沿斜向上的方向上完成手法操作。

操作要点

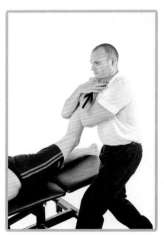

- 如果患者有膝关节、髋关节不稳，或急性腰痛时，应避免采用该手法操作技术，因为这是一种长杠杆技术，作用力可通过相邻结构传递。
- 为使患者感到更加舒适，可在术者的肩膀上放一块毛巾。
- 应在患者呼气时完成该手法操作。
- 术者确保在达到运动终末后再施加手法操作，从而最大限度地减少分散至其他结构的作用力。

距跟关节手法操作

> **患者体位：**仰卧。
> **术者体位：**弓步立于床尾，面向患者。

准备动作

- 术者手指指向地板，如图所示。操作手置于跟舟骨关节内侧的正上方，辅助手与腓骨远端接触，手指放松置于操作手手指上方。

手法操作

- 嘱患者吸气、呼气，达到运动终末。
- 到达运动终末后，术者用辅助手完成从内至外的手法操作。操作手抵于腓骨远端，完成从后至前的手法操作。

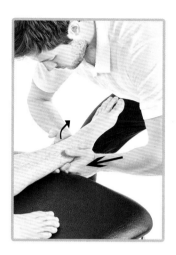

操作要点

- 嘱患者放松足部。
- 该技术用于提高跟骨的外翻能力。
- 两只手应同时施加作用力，以确保最大限度地完成跟骨和舟状骨的牵拉运动。

距舟关节手法操作

患者体位：仰卧。

术者体位：弓步立于将进行手法操作的足部一侧。

准备动作

- 术者双臂肘关节充分伸展。
- 操作手示指放在舟骨粗隆上。
- 辅助手固定患者胫骨/腓骨的远端，如图所示。

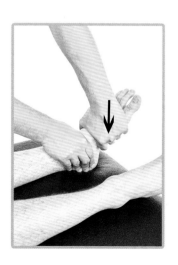

手法操作

- 嘱患者吸气、呼气。
- 在呼气终末，通过舟状骨轻微跖屈将足心向下翻转，从而到达运动终末。
- 到达运动终末后，简短、急剧、快速地完成旋前和轻微跖屈运动。

操作要点

- 在该手法操作过程中，速度是关键：手法作用速度越快，所需的力越小。
- 术者辅助手仅起到固定作用。

足中段手法操作（距舟关节和足舟骨 / 楔骨）

患者体位：仰卧。

术者体位：弓步立于床尾，面向患者。

准备动作

- 术者双手握住患者患足。
- 操作手的第五掌骨部覆盖于距骨滑车上，辅助手握住患者的跟骨。
- 通过内旋 / 外旋患者下肢来锁定髋关节。

手法操作

- 嘱患者吸气、呼气。
- 呼气时达到运动终末，通过肘部牵拉完成手法操作。

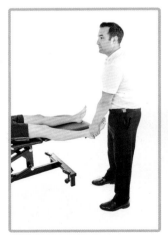 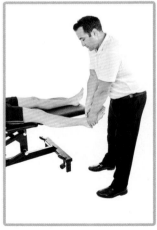 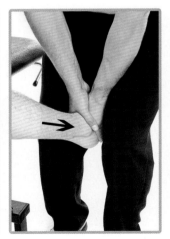

操作要点

- 对侧足的处理与上述操作正好相反。
- 为完成楔骨的手法操作，术者的手沿距骨滑车向楔骨方向移动。
- 术者保持肘部紧贴身体，身体正直，重心放在后脚。
- 允许患者抓牢治疗床，以令他们感到舒适和稳定。

足舟骨手法操作

患者体位：仰卧，屈髋屈膝 90°，足部大致与术者胸骨中段平齐。
术者体位：弓步立于将进行手法操作的足部一侧。

准备动作

- 术者辅助手的 5 根手指放在踝关节正上方，手掌面放在患者跟骨内侧面的正上方。
- 操作手放在足内侧面的正上方，第一、第四和第五指放松置于足底。
- 手法操作的接触点在术者中指的近端指间关节，应确保操作手与舟骨粗隆相接触。
- 为完成手法操作，术者前臂应与患者小腿平行，并且轻柔地放在患者胫骨上。

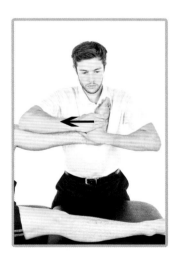

手法操作

- 嘱患者吸气、呼气，在呼气的终末达到运动终末。
- 手部做一个快速的向身体两侧牵拉分离的动作，完成该关节的手法操作。

操作要点

- 为提高手法的速度，术者应集中精力使肘部尽可能快速地向两侧移动。

俯卧位骶骨手法操作

患者体位：俯卧，治疗侧探出床边，屈髋屈膝，如图所示。

术者体位：弓步，抓握患者足部外侧缘，触及骶骨。

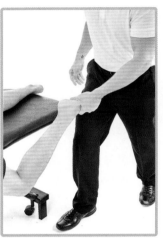

准备动作

- 辅助手拇指置于骶骨后表面上，操作手覆于辅助手上，拇指横向支撑辅助手拇指。

手法操作

- 嘱患者吸气、呼气。
- 在呼吸终末，到达运动终末。
- 将身体重心置于接触点上，然后术者双臂微伸，下肢稍前移，躯干向下方倾斜以完成手法操作。

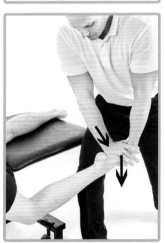

操作要点

- 该手法操作技术既可用于内侧，也可用于外侧。
- 当尝试到达运动终末时，术者可以借用髋关节和膝关节屈曲产生的动力。

趾骨手法操作

患者体位：仰卧。

术者体位：弓步立于治疗床尾，面向患者。

准备动作

- 辅助手固定于距舟关节正上方，操作手置于患者的足趾上。

手法操作

- 嘱患者吸气、呼气。在呼气的终末，达到运动终末。
- 向术者方向牵拉并完成手法操作。

操作要点

- 该手法操作技术适用于所有足趾。
- 术者重心靠后，操作手肘部内收贴于体侧。

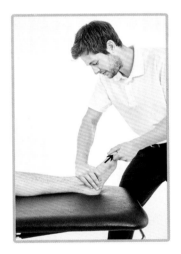 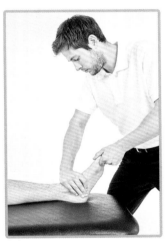

术语表

外展（abduction）：肢体关节远离中线的运动。

主动运动（active motion）：患者有意识进行的随意运动。

AC 关节（AC joint）：肩锁关节。

内收（adduction）：肢体远端关节靠近中线的运动。

振幅（amplitude）：关节运动的距离。

前方的（anterior）：靠近或朝向身体前部。

前—后的（anterior-posterior，AP）：从身体前部到背部的方向。

附肢骨（appendicular skeleton）：支撑附属肢体（如臂、腿等）的骨骼部分，由骨质物和软骨组成。

着力点 / 吸定点（applicator）：术者身体与患者接触的部位。

前—上的（anterior–superior，AS）：从身体前部向上的方向。

关节运动学（arthrokinematics）：特定的多关节面联合运动（如滚动、滑动和旋转），有时也被称为关节运动或关节活动。

关节突（articular process）：脊椎（包括关节面在内）两侧的小平面突起物。

不对称站姿（asymmetrical stance）：双下肢一前一后站立，即弓步。

关节连接（articulation）：两块或多块骨连接处。关节的主动运动或被动活动均在其所允许的生理活动范围内，被称为关节运动。

寰枢关节（atlantoaxial joint）：第一颈椎和第二颈椎之间的关节。

寰枕关节（atlanto–occipital joint）：枕骨与第一颈椎之间的滑膜关节。

寰椎（atlas）：第一颈椎。

中轴骨（axial skeleton）：由颅骨和躯干骨组成，是人体骨骼的一部分。

枢椎（axis）：第二颈椎。

双轴的（biaxial）：具有两条轴的。

双轴关节（biaxial joint）：组成该关节的卵形骨的圆形曲面与另一块骨的杯状关节窝相吻合。此类关节可以沿两个不同的轴面进行运动。

双侧的（bilateral）：涉及两侧或双侧的。

短的（brevis）：短小的。

滑液囊（bursa）：一种充满液体的囊，能够减小骨头与周围软组织之间的摩擦力。

尾部的 / 近尾部的（caudal/caudad）：朝向尾部的，朝下的。

气穴现象（cavitation）：指关节滑液中气泡（或空腔）的形成和活动。

颈的（cervical，C）：颈部的，颈椎的。

环行（circumduction）：肢体以圆周形式进行的主动或被动运动（如球窝关节的圆周运动）。

尾骨（coccyx）：指尾椎的尖端或末端。

胶原蛋白（collagen）：结缔组织的主要结构蛋白。

髁状突（condyle）：骨端处圆形的关节突起。

接触点（contact point）：术者与患者接触并施力的部位。

收缩（contraction）：肌张力增加，肌肉的总长度变短或没有改变。

对侧的（contralateral）：另一侧，另一边。

冠状面 / 额状面（coronal/frontal）：从身体一侧至另一侧，将身体划分为前、后两部分的平面。

冠状轴（coronal axis）：一条从左向右至的水平线。关节的屈曲和伸展运动通常围绕这个轴进行。

颅部的 / 头侧的（cranial/cephalad/cephalic）：朝向头部的，朝上的。

破裂声（crack）：手法操作成功完成时可闻及的声响。

摩擦音（crepitation）：肌腱或韧带在骨上运动时发出的声音。

交叉纤维 / 揉捏法（cross fibre/kneading）：一种软组织手法，垂直于肌肉长轴的肋间歇性作用于肌肉。

深压 / 抑制（deep pressure/inhibition）：一种软组织手法，力持续作用于特定关节局部。

三角肌（deltoid muscle）：覆盖于肩部的厚厚的三角形肌肉。

偏斜（deviation）：关节向解剖学中线的两旁或中间方向所做的运动。

DIP 关节（DIP joint）：远端指间关节。

远端的（distal）：远离中心或者原点的。

牵张（distraction）：沿垂直于纵轴方向的作用力将组织结构分开。

背部的（dorsal）：与手掌背面或足的上表面相关的。

按抚法（effleurage）：一种软组织手法：为使组织液从远端回流到近端。

上髁（epicondyle）：长骨髁状突上方的圆形隆起。

外翻（eversion）：横向外上的足部运动。

伸展（extension）：在矢状面上沿横轴向后运动，使脊柱曲线（颈椎和腰椎除外）或内角变直。

筋膜（fascia）：结缔组织系统中的软组织成分，在皮肤下延伸覆盖整个身体。

纤维关节（fibrous joint）：由纤维结缔组织连接而成的关节。

屈曲（flexion）：减小脊柱弯曲度（胸椎除外）和内角的弯曲运动。

额状面（frontal plane）：一个从左向右的垂直面，将身体划分为前、后两个部分。

间隙（gapping）：关节内软骨端间的空隙。

膝外翻（genu valgum）：膝关节内远端骨的末端向外侧移位的畸形。

膝内翻（genu varum）：膝关节内远端骨的末端向内侧移位的畸形。

轴下的（hypaxial）：在中心线、轴下方。

痛觉减退（hypoalgesia）：指对疼痛的敏感度降低。

小鱼际隆起（hypothenar eminence）：手掌面内侧的一个肌肉突起，用于控制小指运动。

高张的（hypertonicity）：指肌张力高于正常水平的状态。

HVLA（high-velocity，low-amplitude）：高速低幅。

瞬时推动力（impulse）：一股突然的、有力的推动力或驱动力。

下位的（inferior，inf）：底部。

下内侧（inferior-medial，IM）：从底部朝向接近身体中线的方向。

下—上的（inferior-superior，IS）：自下而上的方向。

肌肉附着处（insertion）：肌肉附着于骨的部位。

间质的（interstitial）：组织结构间的空隙。

内翻（inversion）：向内侧方向进行的足部运动。

同侧的（ipsilateral）：在身体的同一边。

动力学的（kinetic）：与运动相关的。

驼背（kyphosis）：脊柱后凸曲度的异常增加。

侧面的（lateral，lat）：远离中线的。

侧屈（lateral flexion）：围绕身体前—后轴进行的冠状（额状）面上的平面运动，也称为侧凸。

纵向拉伸（longitudinal stretch）：一种软组织技术：沿肌肉长轴施加拉伸力。

脊柱前凸（lordosis）：脊柱前后曲度异常增加。

下肢（lower extremity）：包括大腿，小腿和足部。

腰部（lumbar，L）：下背部。

手法操作（manipulation）：一种治疗手法，通过向患者施加作用力而产生的一系列机械反应（见 HVLA）。

机械性刺激感受器（mechanoreceptor）：能够对机械刺激做出适当反应的感受器。

MCP 关节（MCP joint）：掌指关节。

内侧的（medial，med）：靠近中线的。

内—外侧的（medial–lateral，ML）：从中间朝向外侧的。

半月板样结构（meniscoid）：形成于胚胎时期或由于关节损伤在滑膜囊褶皱间形成的结构。

松动（mobilisation）：见关节。

肌肉组织（musculature）：身体或身体部分区域的肌肉系统。

多轴关节（multiaxial）：一种几乎在所有运动方向上都具有广泛活动性的球窝关节。

神经（nerve）：一组能够将感觉或运动信息传递给大脑或外周效应器的细长纤维。

神经痛（neuralgia）：沿着神经通路发生的严重或剧烈的疼痛。

神经递质（neurotransmitters）：神经系统中参与调节人体痛觉的化学物质。

痛觉感受器（nociceptor）：在（潜在的）伤害性刺激下形成信号以引起疼痛觉的感受器（神经元）。

伤害性刺激（nociception）：神经在处理有害刺激的过程中产生的感觉。

斜向后的（oblique-posterior，OP）：倾斜朝向背面的方向。

枕部（occiput，O）：头部或颅骨的后面

术者（operator）：执业者，治疗师。

骨科（orthopaedics）：诊断和治疗肌肉与骨骼疾病的医学领域。

骨质疏松（osteoporosis）：由激素变化或缺乏钙或维生素 D 导致的骨量减少萎缩。

骨化（ossification）：将软骨转化为骨类物质的过程。

骨运动学（osteokinematics）：关节的基本运动（如屈曲、伸展、外展、内收），有时也被称为骨运动或生理运动。

掌侧的（palmar）：手掌心面的。

被动运动（passive motion）：患者在放松或被动状态下，由术者协助完成的运动。

患者（patient）：指接受治疗的个体。

旁生理区（paraphysiological space）：生理屏障和解剖屏障之间的弹性空间或区域。

腔壁的（parietal）：空腔的壁。

感觉异常（paraesthesia）：手脚发麻的感觉。

椎旁肌（paraspinal muscles）：毗邻脊柱的肌肉。

足底的（plantar）：足部底面的。

皱襞（plicae）：主要分布在膝关节的胚胎学滑膜皱襞。

后侧的（posterior，post）：身体背部的。

后—前的（posterior-anterior，PA）：从后向前的。

后—前—上（posterior-anterior-superior，PAS）：从后向前，同时伴有向上的运动。

后—下的（posterior-inferior，PI）：朝向后下方的。

后—内的（posterior-medial，PM）：朝向后内侧的。

PIP 关节（PIP joint）：近端指间关节。

旋前（pronation）：手部，转动手掌面或内旋的动作；足部，跗骨或距骨关节外展或外翻动作的组合。

近端（proximal）：靠近附着点的。

四角形的（quadrangular）：具有四个角的。

股四头肌（quadriceps）：大腿前部的大肌群，包括 4 个不同的部分。

感受器 / 受体（receptor）：细胞表面用于接受刺激的结构。

加固（reinforce）：通过施加额外的压力以集中或保护身体的某一部分。

回缩（retraction）：撤回或缩回的动作。

反射性的（reflexogenic）：反射作用引起的。

ROM：关节活动度

旋转（rotation）：围绕运动轴（内轴、外轴、中轴、横轴）进行的运动。

骶髂关节（sacroiliac joints）：骶骨和髂骨之间的关节。

骶骨（sacrum）：参与形成骨盆，两侧髋骨之间的部分。

矢状面（sagittal）：前后方向穿过身体，将身体分为左、右两部分的平面。

脊柱侧凸（scoliosis）：脊柱侧向倾斜的程度异常增加。

剪切（shearing）：使一个关节的两个相邻部分在二者相连处的平面上滑动的动作或力。

移位（shifting）：前后方向或侧向的滑动运动。

侧凸（side-bending）：见侧屈。

软组织（soft tissue）：骨和关节以外的组织。

震颤（springing）：在一个目标点上的重复、精细的运动。

上方的（superior，sup）：在顶部的。

上—下的（superior-inferior，SI）：从上到下的方向。

上斜方的（superior-oblique，SO）：从顶部到倾斜的位置。

表浅的（superficial）：接近身体表面的。

旋后（supination）：手部，前臂外旋，使手掌向前或向上转动；足部，使足内侧缘做内收或内翻运动。

上后方（superior-posterior，SP）：从上到后的方向。

扭伤（sprain）：关节韧带或肌腱的牵拉损伤或撕裂。

SC 关节（SC joint）：胸锁关节

对称站姿（symmetrical stance）：双脚并排的站姿。

韧带联合（syndesmosis）：骨间韧带约束下的不动关节。

骨联合（symphyses）：被纤维软骨垫分离开的两个关节骨之间的融合物。

协同作用（synergism）：两个或多个器官、组织或关节共同工作时产生的联合作用。

滑液关节（synovial）：含有润滑物（滑液）且内衬有较厚的柔性膜的关节。

滑膜皱襞（synovial fold）：关节囊内表面的滑膜皱襞。

触觉的（tactile）：触摸的感觉。

鱼际隆起（thenar eminence）：手掌根部表面的外侧缘。

胸段 / 背部的［thoracic（T）/dorsal（D）］：中背部和上背部。

胸部（thorax）：位于颈部和腹部之间的身体区域。

推力（thrust）：手法操作过程中施加的外力。

牵引力（traction）：沿着纵轴方向作用并使组织结构分开的力。

平移（translation）：沿同一条轴线进行的运动。

横断面（transverse）：垂直于矢状面和额状面，水平穿过身体并将身体划分为上、下两个部分的平面。

躯干（trunk）：人体从颈部至骨盆的部分。

TVP 或 TP（transverse process）：横突。

上肢（upper extremity）：包括手臂、前臂和手部。

单侧（unilateral）：指组织结构的一面或一边。

血管（vascular）：用于输送血液的管道。

内脏的（visceral）：指人体内的脏器。

腹侧的（ventral）：见前方的。

关节突关节（zygapophysial joints）：上、下关节突相连接形成的滑膜关节。